老人よ、さらば！

若さを保つ秘訣、
若さ保持への道しるべ

財津 定行
Zaitsu Sadayuki

風詠社

目次

はじめに

「よいこらせぇー」「どっこいせぇ！」と、歳を取ると立つにも座るもリズムと気合がいるものだが、どんな動作を起こすにも、年齢を気にせず日常の行動をスムースに行いたいものです。

そのために、今から記述する毎日の「よみがえり体操」をしてはどうでしょうか。この体操は、**リンパ体操**と**ウオーキング**の二つから形成されます。

リンパ体操は、体の重要部位のリンパ腺を刺激する事と、手、足、顔の細胞を刺激する事により、肌の活性化と保持に繋がります。

ウオーキングについては、「這ってでも歩く」という〈明言〉があります。「歩く」という行為は、生活の基本動作ですが、それには歩き方の工夫が必要です。「一日一万歩」も良いですが、自己満足の世界で終わらせたくありません。

せっかく歩くのに、効果的な方法で、身体に効く歩き方をしたいものです。

ここに記す方法は、筆者がこの30年間実行し、体得した方法です。皆さんの「意義ある人生に少しでも役立てて貰えれば」と願っています。

我々戦中生まれの人間は、ＧＮＰ（Gross National Product ＝国内総生産）が急成長する社会で生きて来ましたが、これからは、次のようなＧＮＰをめざしたいと思います。Ｇ（元気）で、Ｎ（長生き）、Ｐ（ポックリと逝く）が理想です。

よみがえり体操

■リンパ体操

リンパとは

血管のように全身に張り巡らされた「リンパ管」と、その中を流れている「リンパ」と、リンパ管の中継地点である「リンパ節」の総称です。

リンパ液の役割

・細胞や異物が入らないようにする免役機能

・体内の老廃物の回収と運搬を行う排泄機能で、リンパ液を運ぶリンパ管とその中継地点を担うリンパ節です。リンパ節は、体内に600~800個あると言われ、首や脇の下、足の付根辺りに多く存在し、これから記述するリンパ体操も、この部分をマッサージすることが重要との認識で取り入れております。

一、リンパ刺激体操と肌刺激体操

朝起きて、ベッドの上で先ず始める。

1、仰向けに寝る

静かに呼吸を整え、静止する。

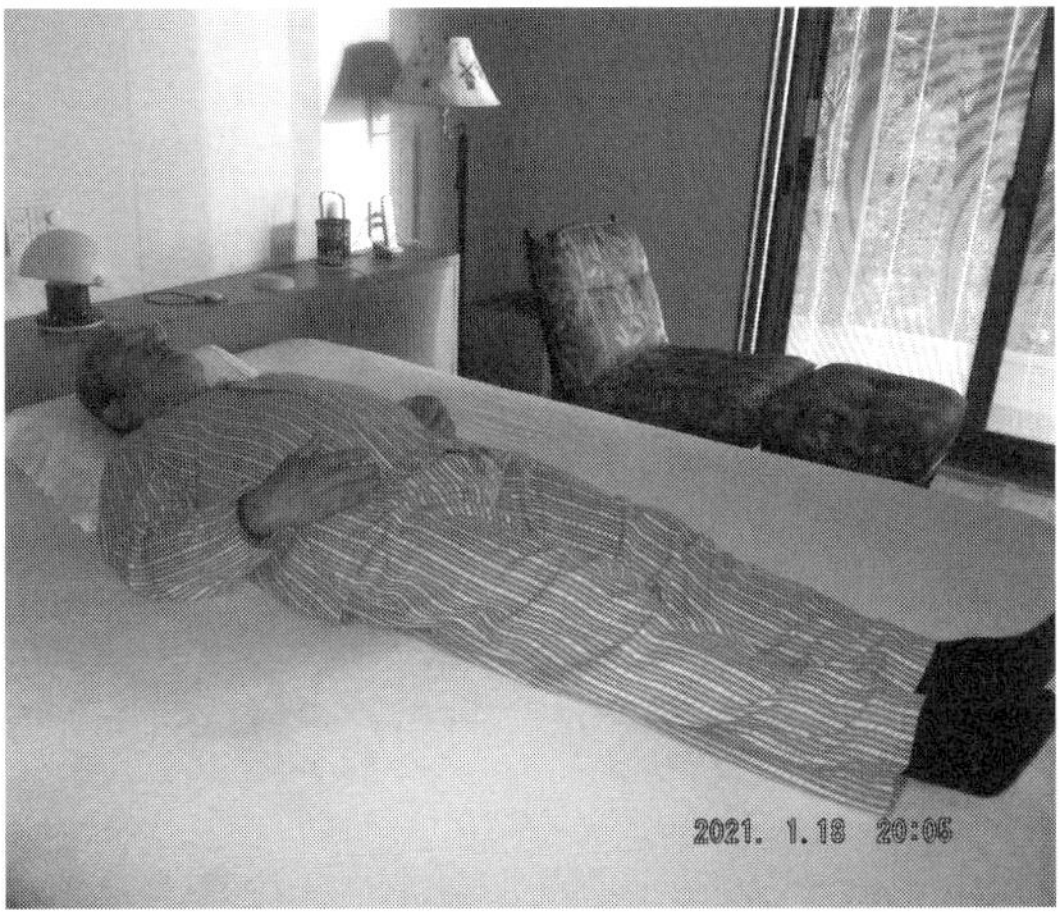

2、両手を組み合わせ擦り合わせる

手の血管とリンパ腺を刺激し、抹消部分を甦らせる。

50回擦り合わせる事により、手に通う血管とリンパ腺に刺激を与える。

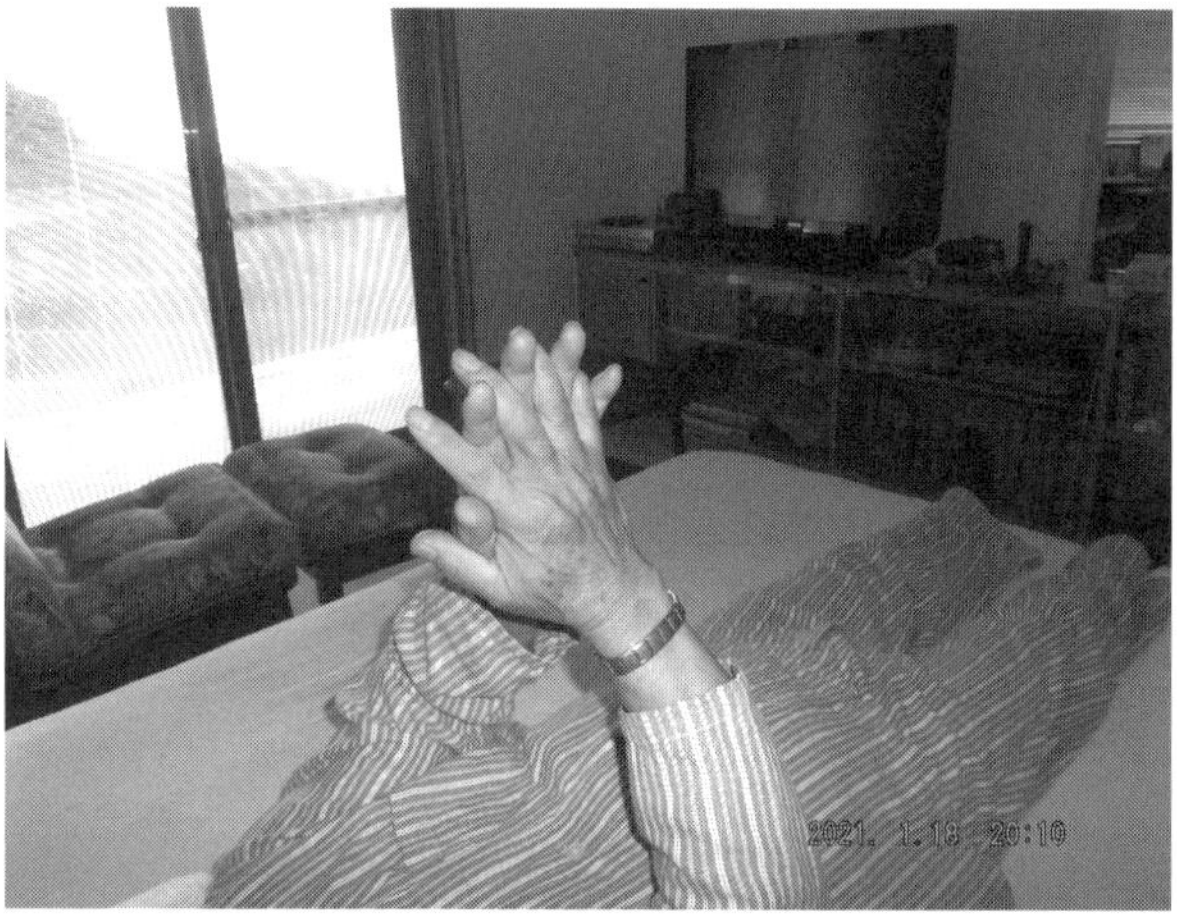

3．両手組み合わせ両手でこねる
50回こねる事で、2、と同じ効果がある。

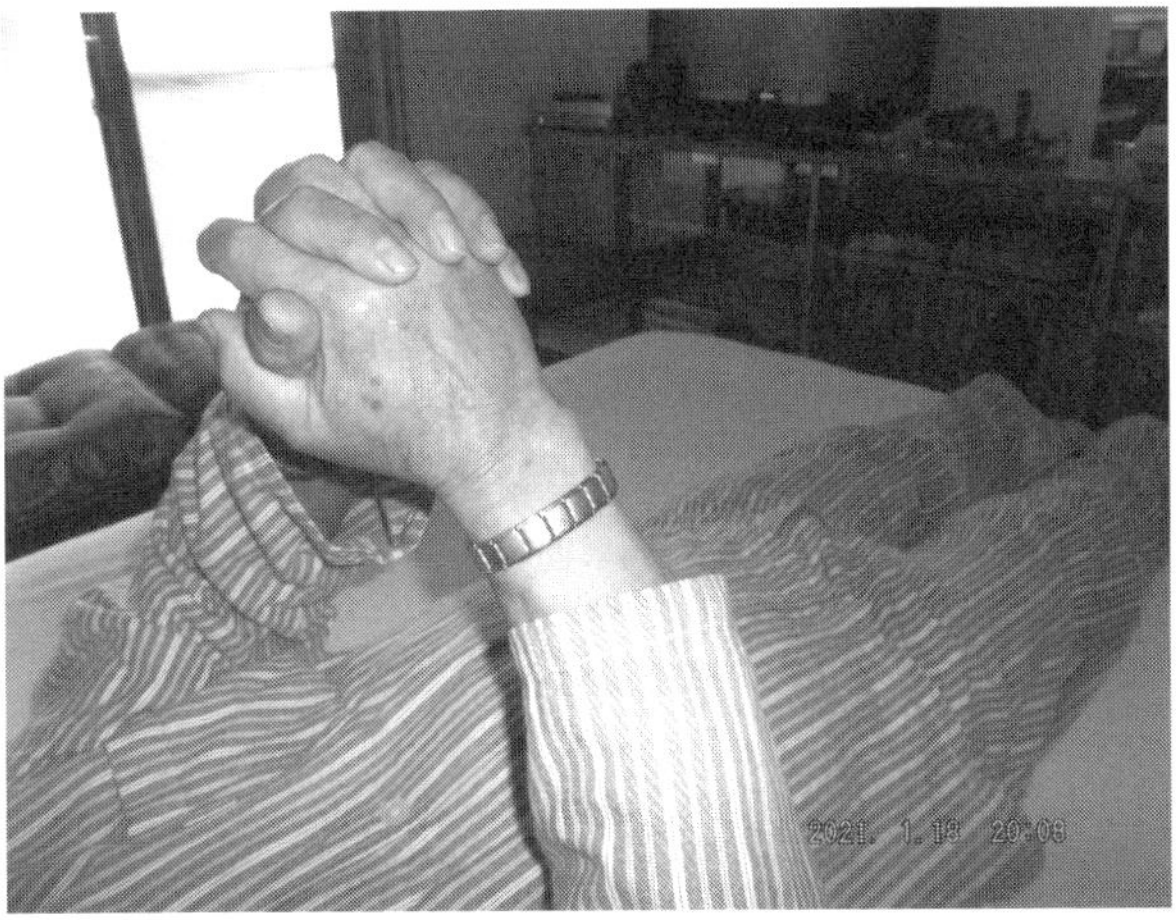

4、片手で片方の手の表面を擦る

両手の表を30回ずつ擦る事で、手の表面の細胞の活性化に繋がる。

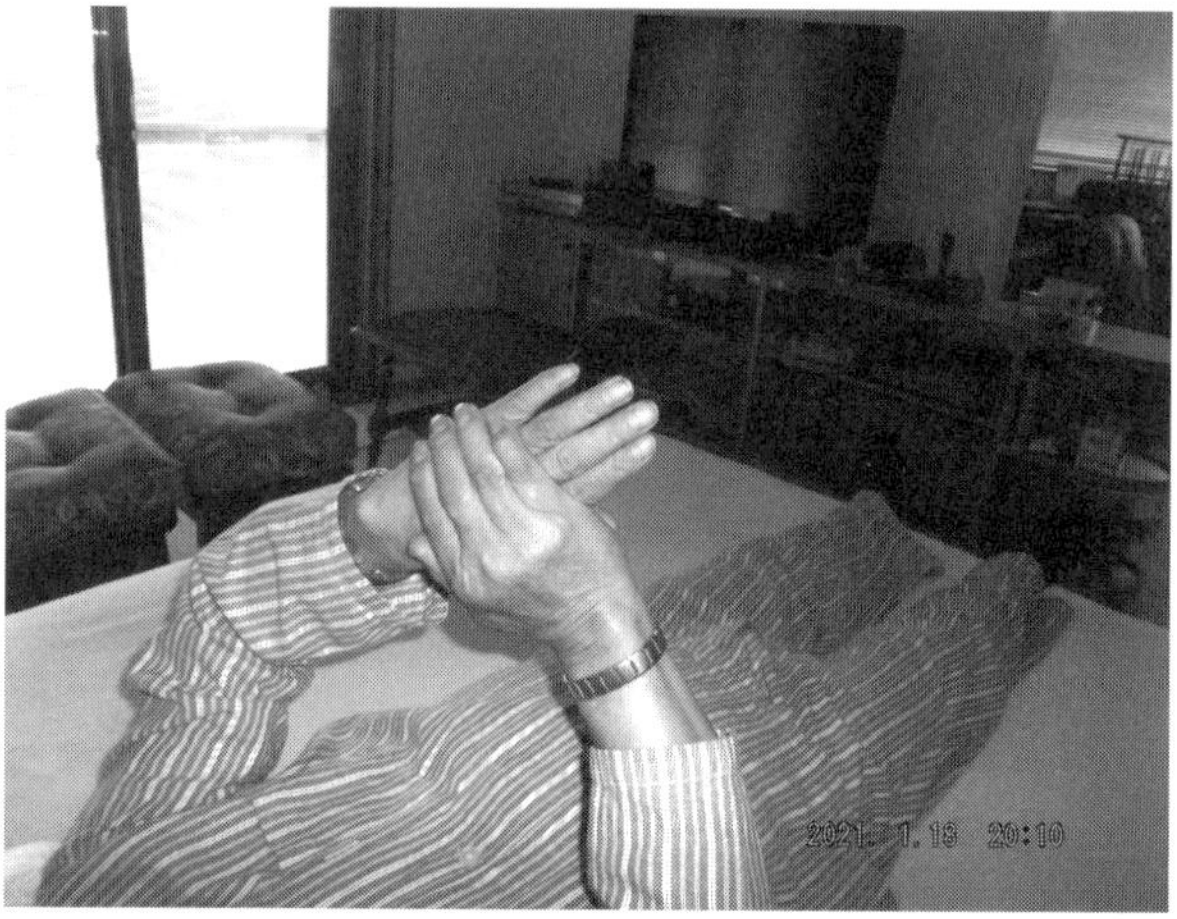

5、両手を組み合わせ、手の平の方向に反らす。朝のコワバリをなくす。
両手で20回行う。

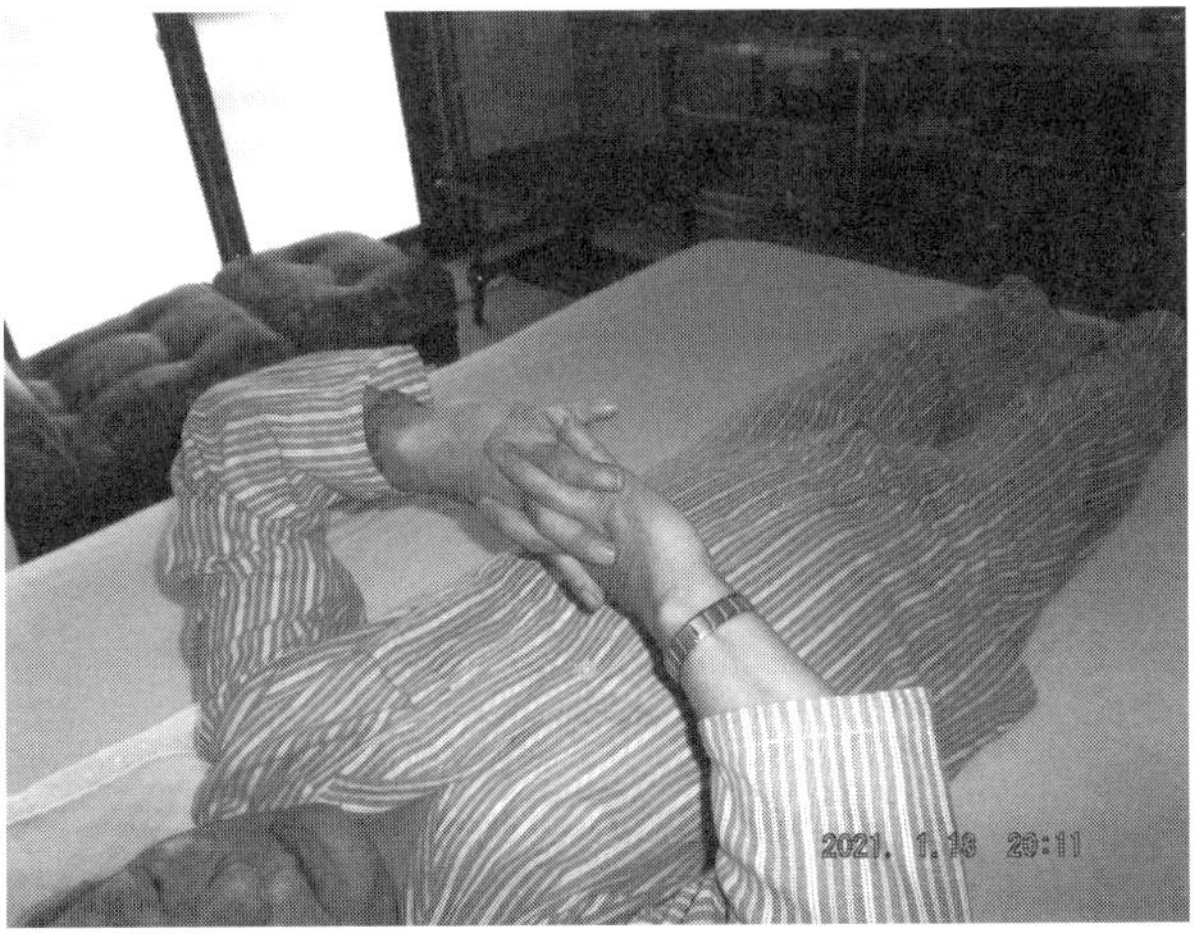

6、両手を胸の上に上げ、グウ、パアを20回繰り返す
朝のコワバリをなくし、血行も良くなる。

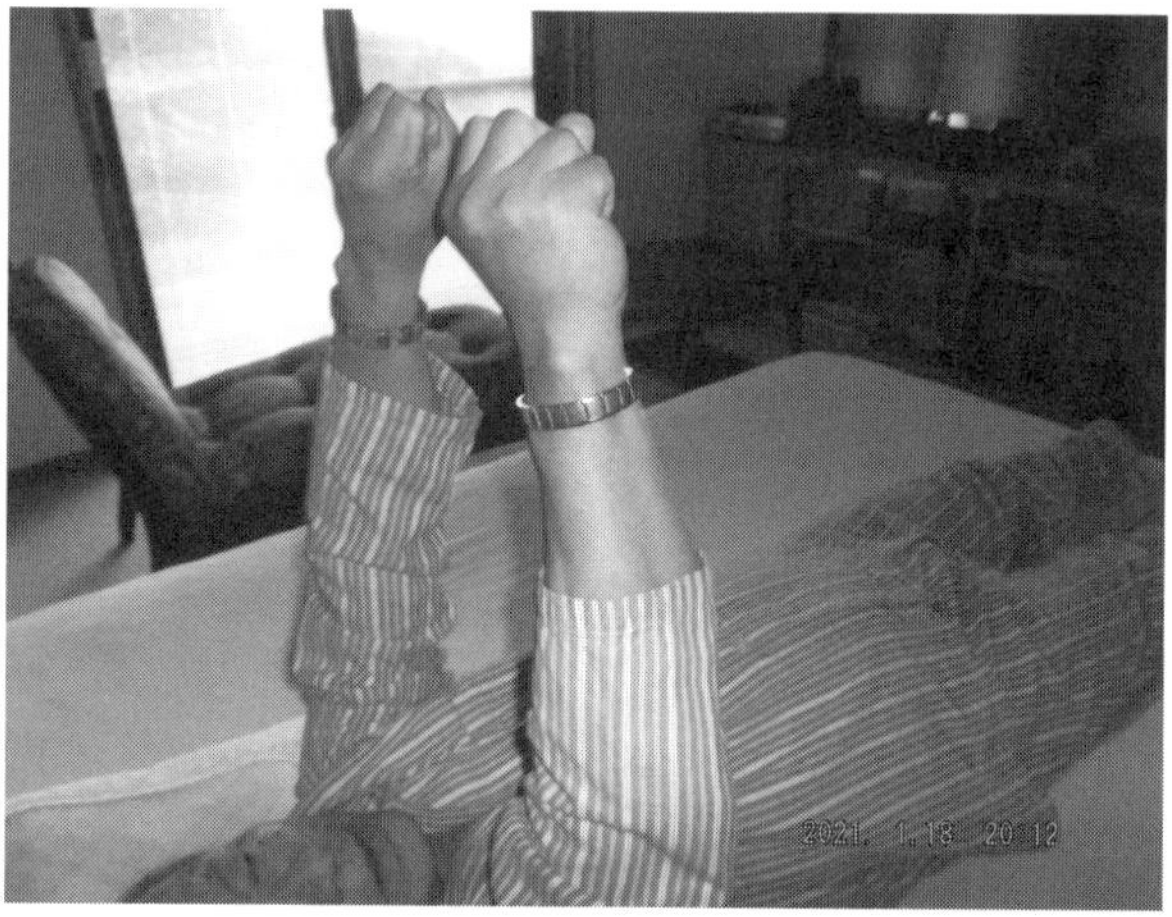

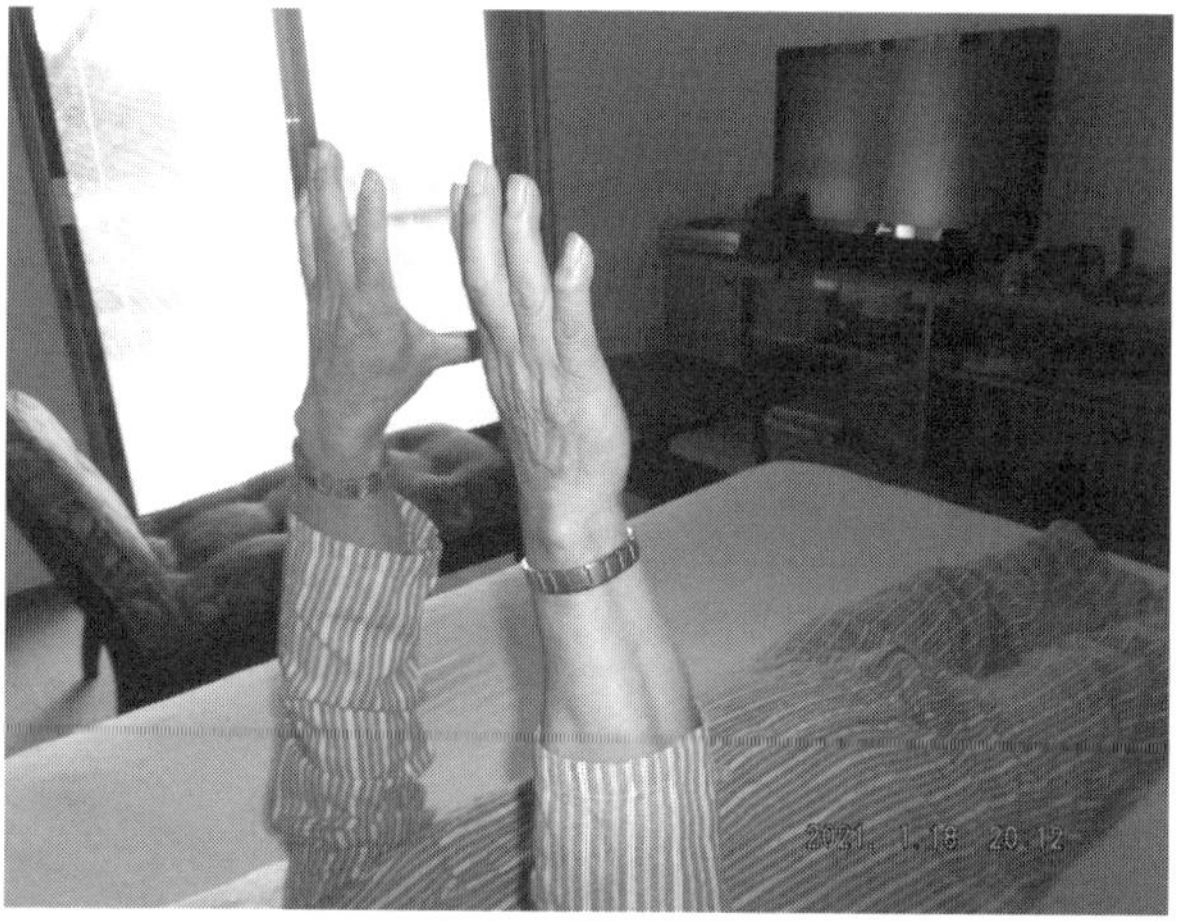

7、両手の手の平を使い顔の上部を擦る

50回擦ることで顔の表面の細胞活性化と血行が良くなる。

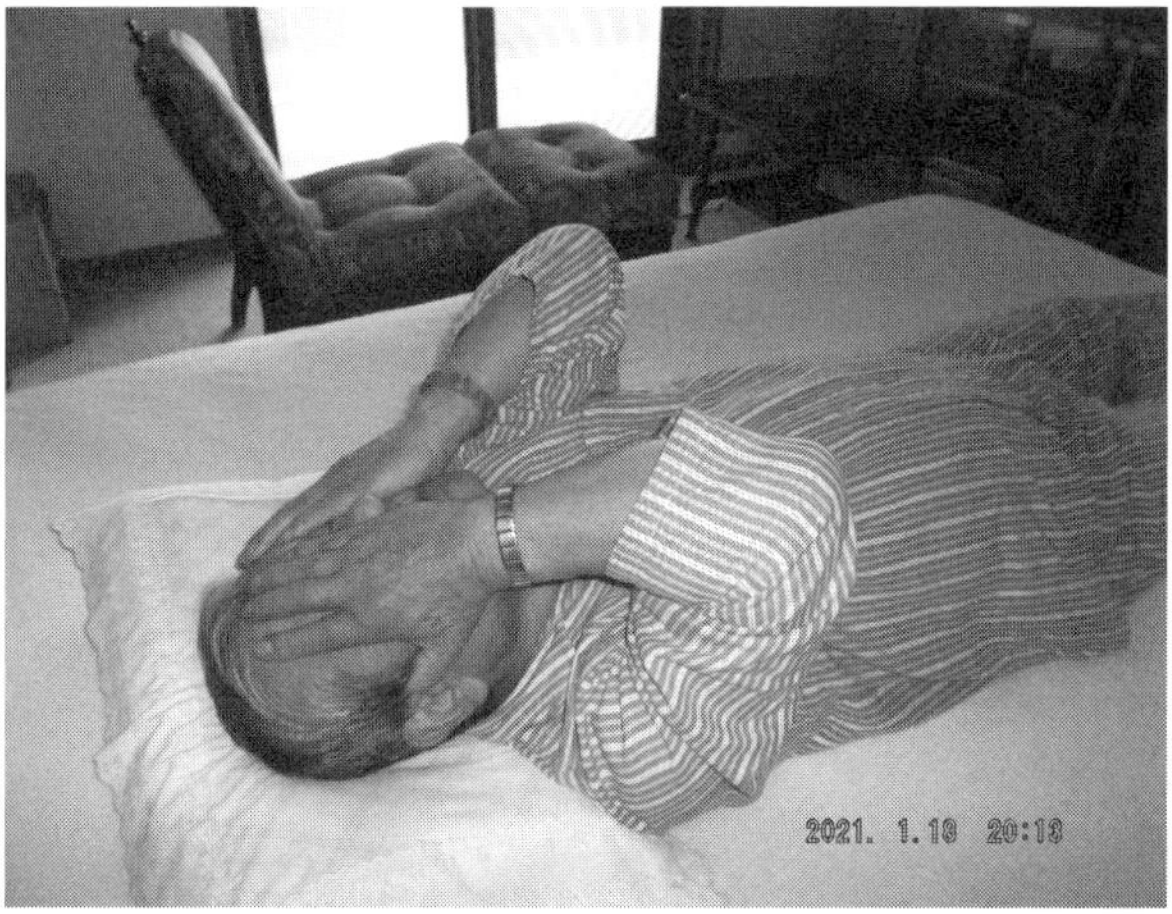

８、両手の手の平で、口とアゴを擦る

30回擦れば、皮膚の細胞の活性化と喉周りのたるみ防止になる。

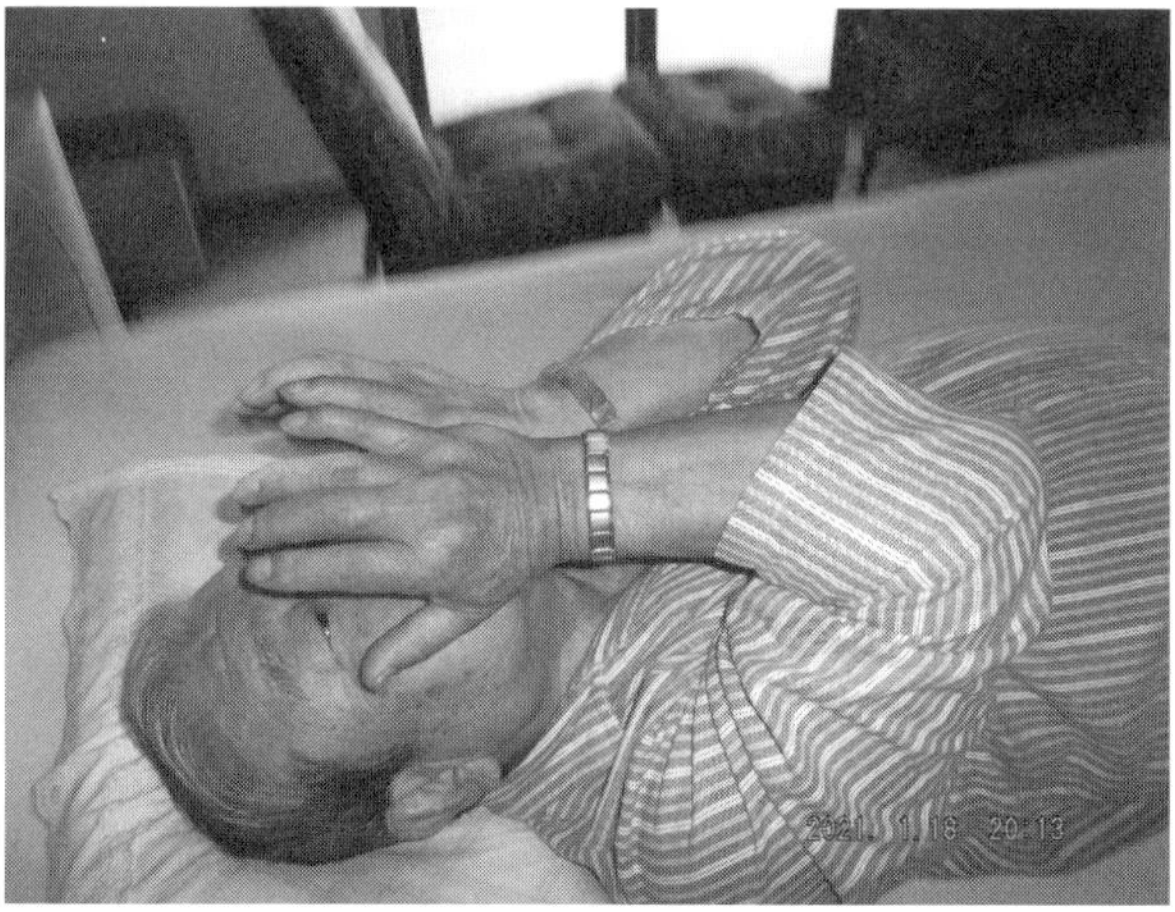

9、両手の手の平を使い耳を片方ずつ挟み上下に擦る。細胞活性化とリンパ腺の刺激
両耳を同時に50回擦る。

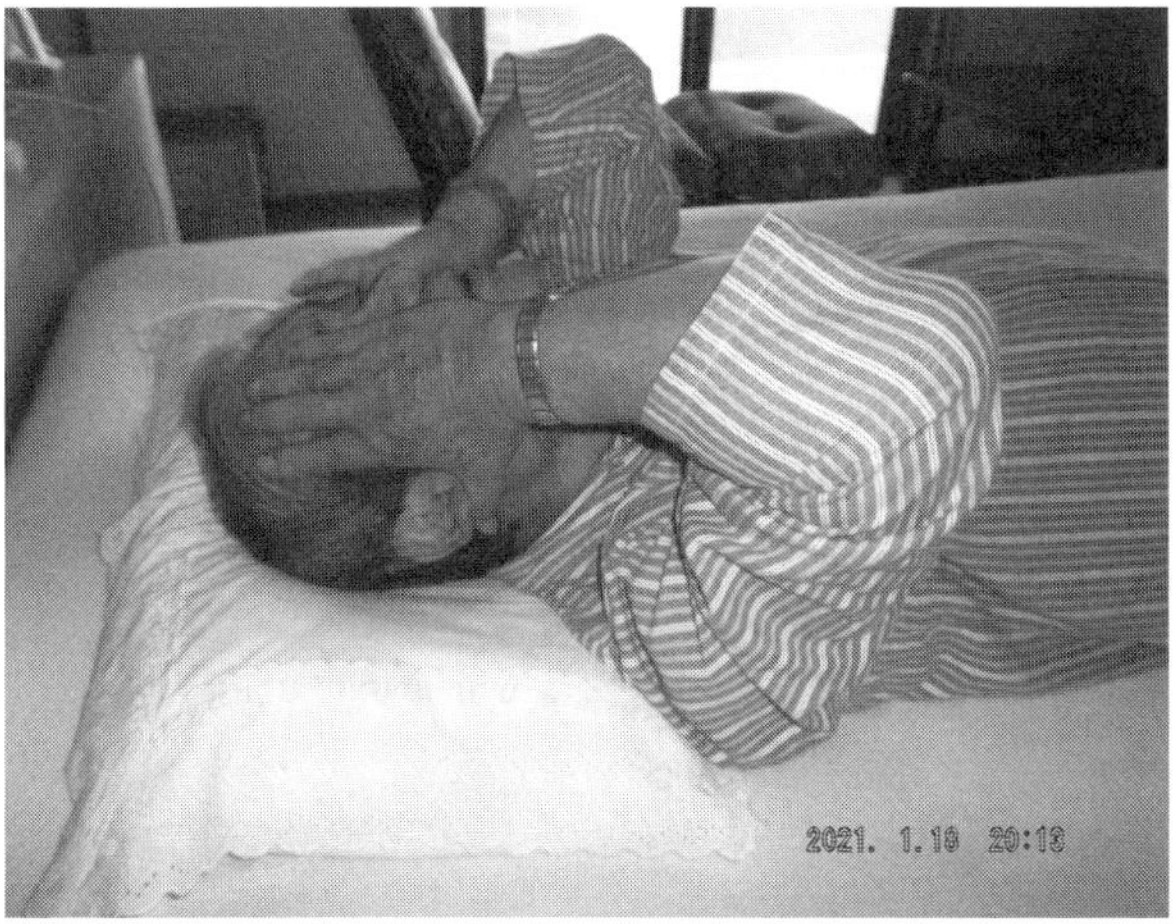

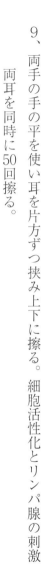

10、頭を両手で掴み揉む

50回揉むことで、脳の刺激と髪の養毛に繋がる。

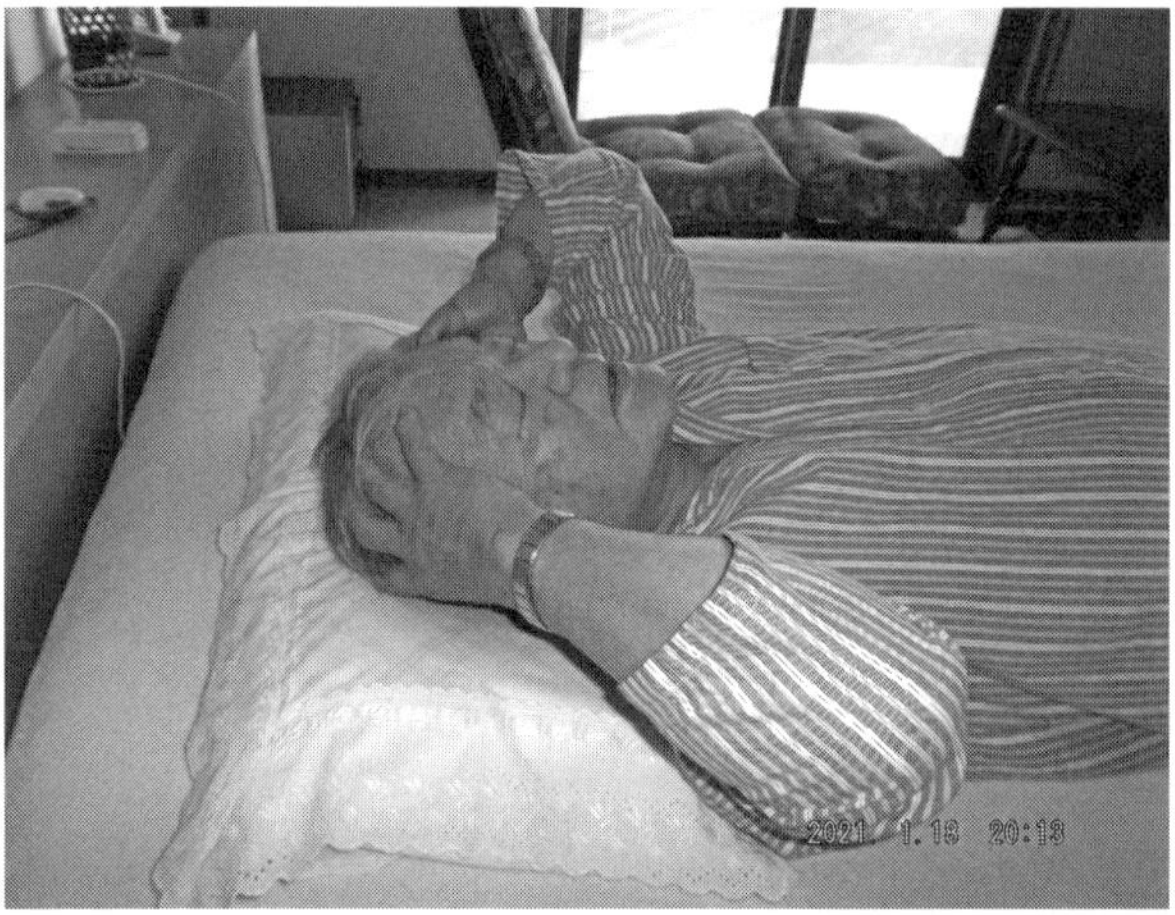

11、脇の下を開け、反対の手で揉む
反対の脇の下も50回ずつ揉む、リンパ節の多いところで刺激となる。

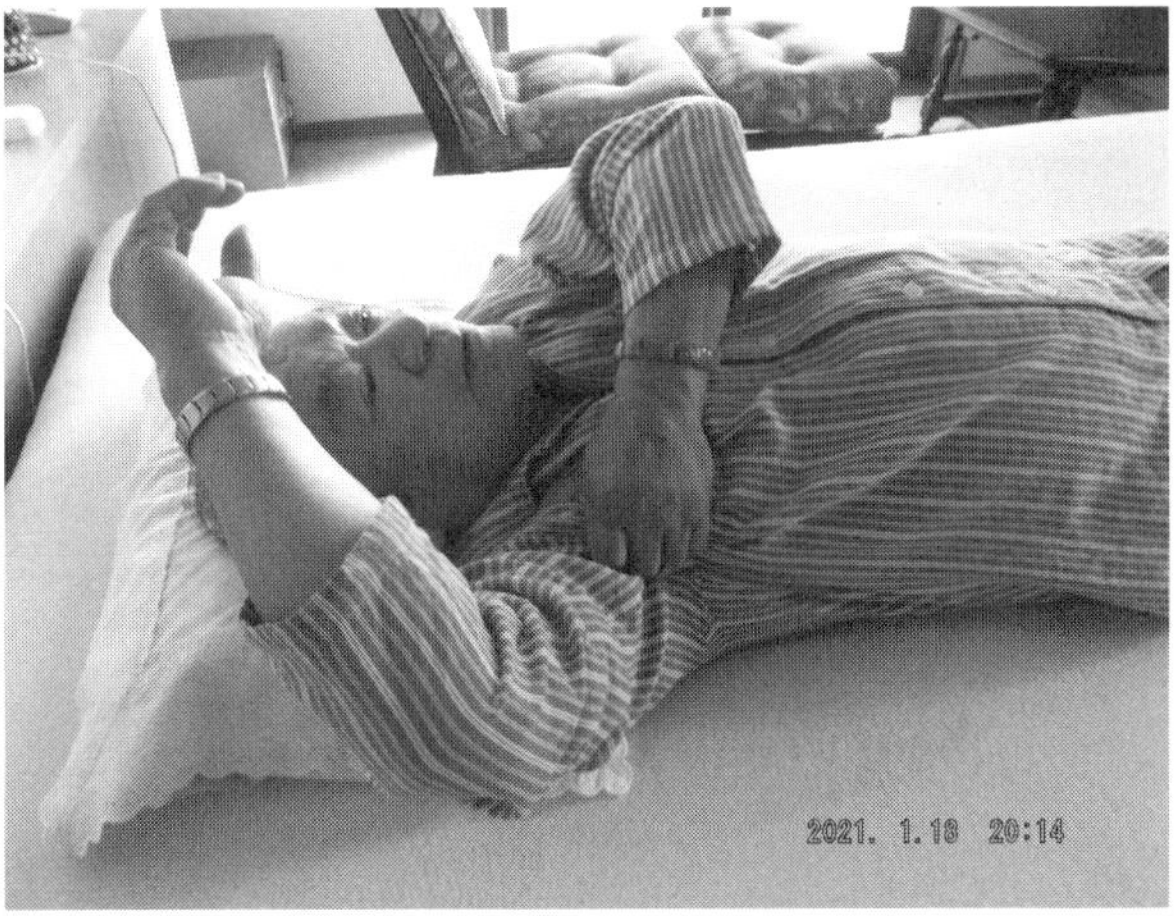

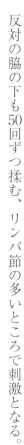

12、両足の付根を両手の指で擦る

両足の付根を両手で50回擦ることで、リンパ節の刺激。

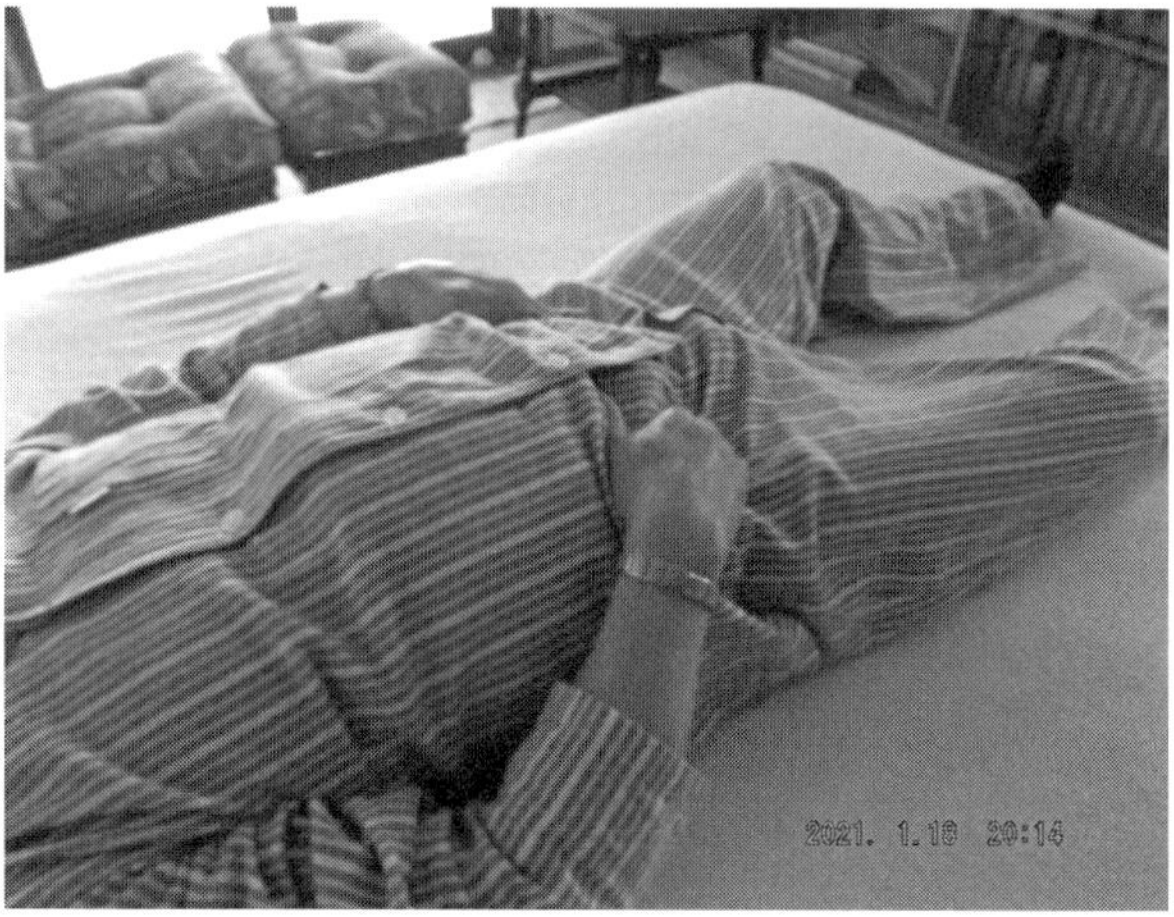

13、両足を同時に上げ腰で支える腹筋運動
１００数えて両足を下ろす。

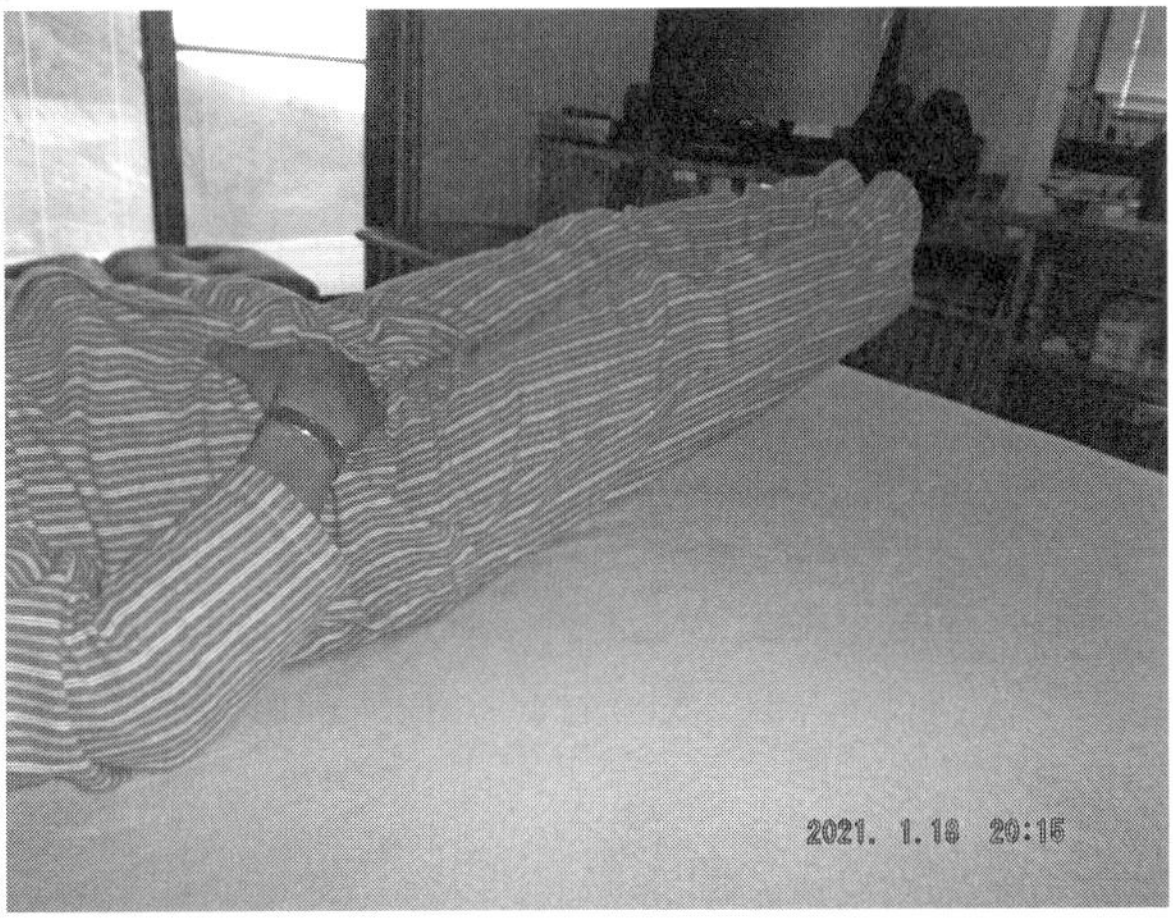

14、片方の足を反対側に倒す―両足とも
腰をひねり、両足とも50ずつで腰の運動となり、腰痛に効果あり。

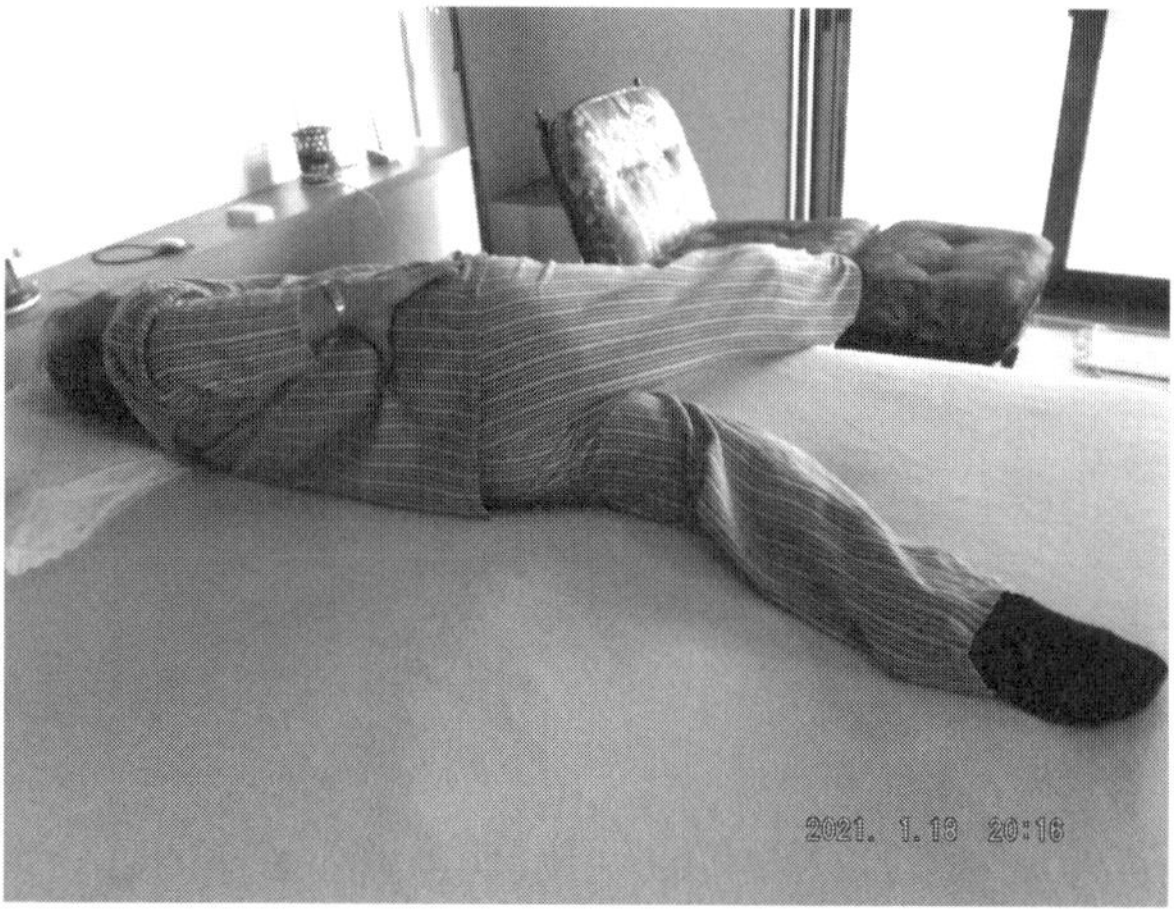

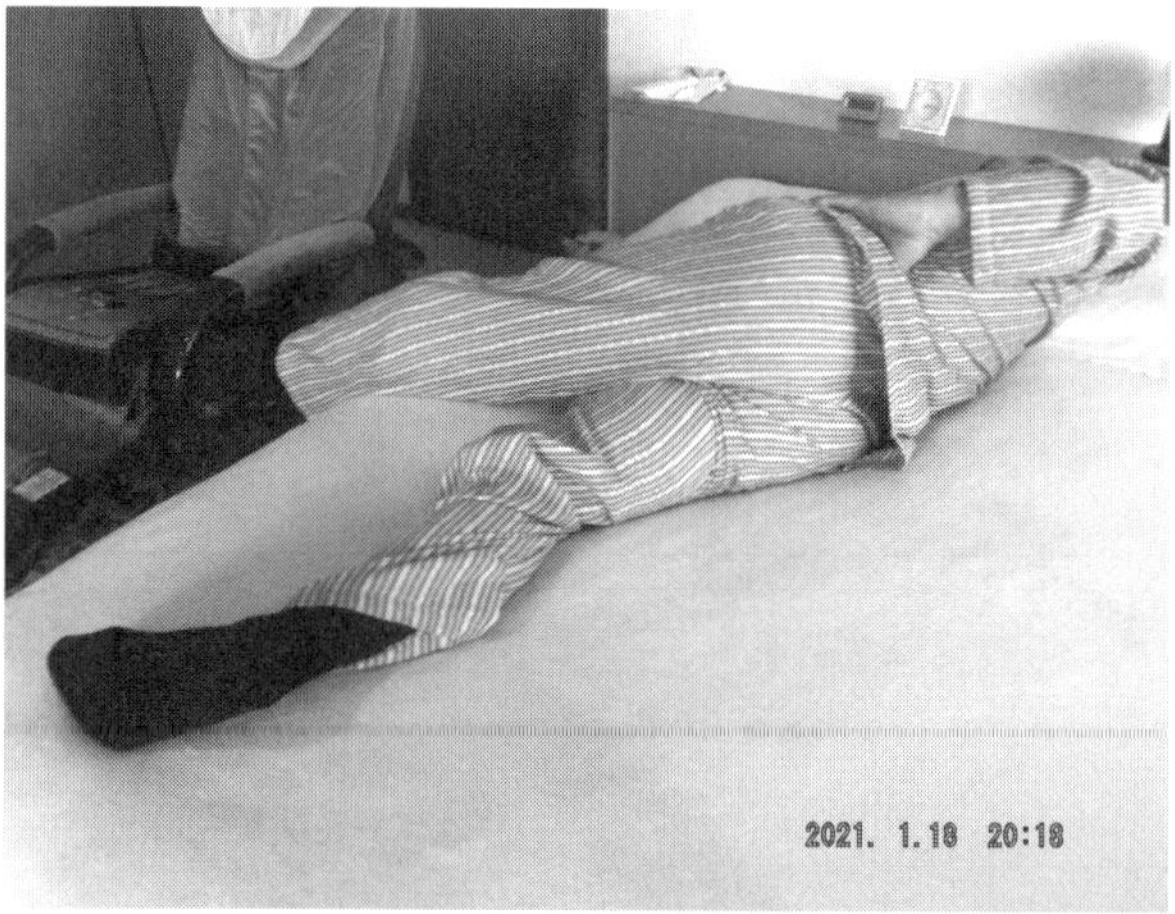

15、両足を両手で持ち、胸方向に引き寄せる
50数えることで柔軟性向上。

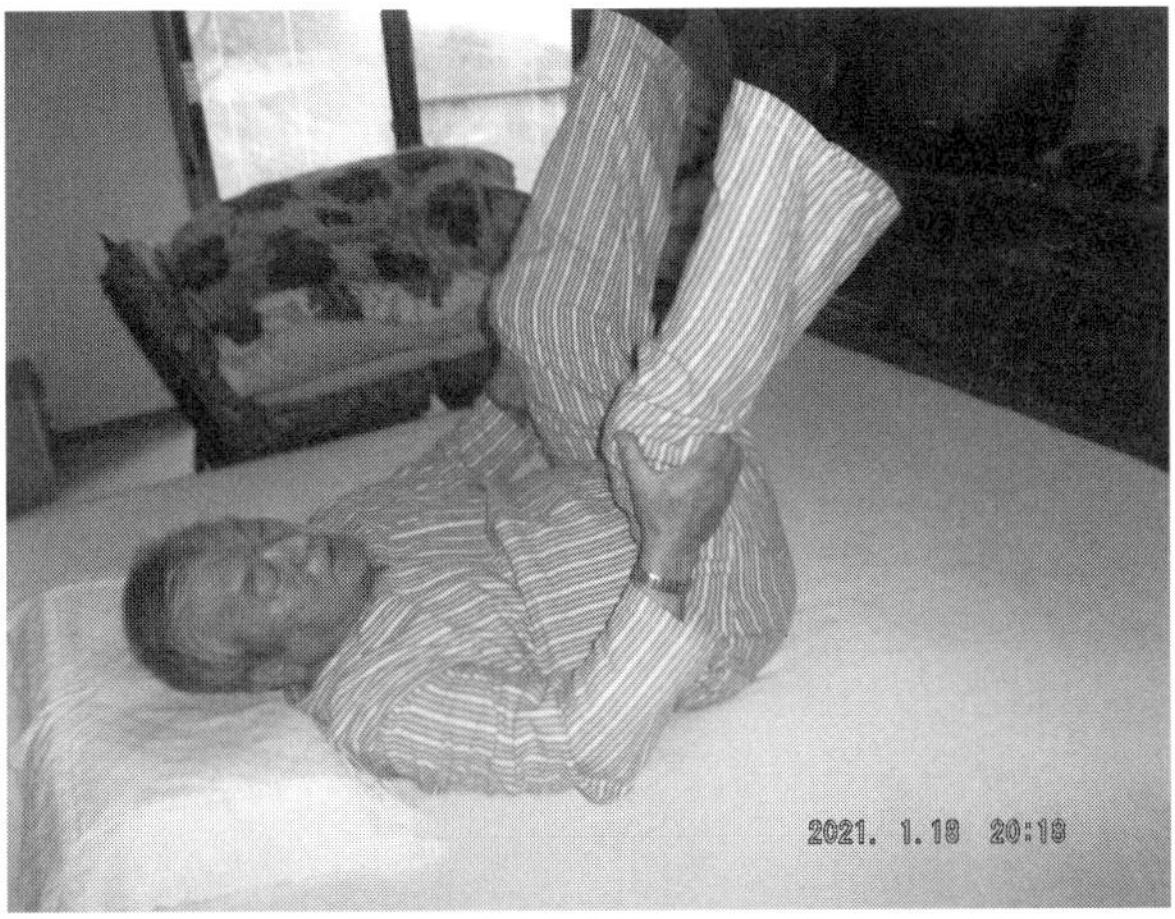

16、腰上げ運動―ヘソを真上に

10回数え11回目に片方の足を上げて10数え、もう片方足を上げて10数える。

この足上げで大切なのは足の踵を突き上げること。

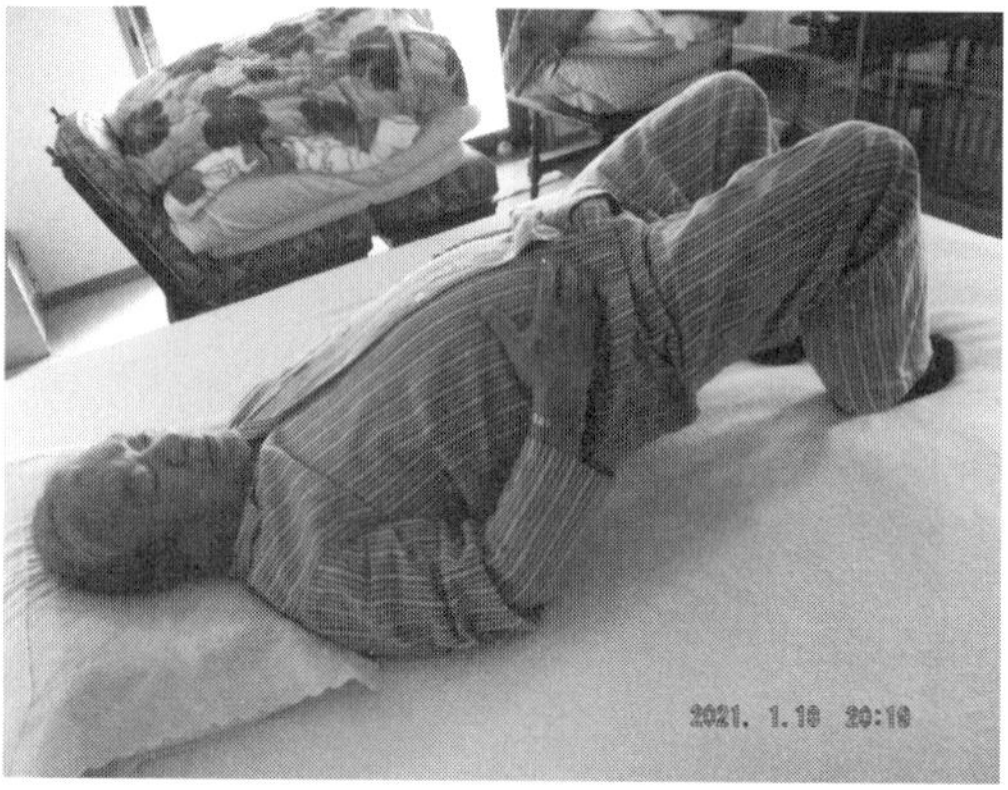

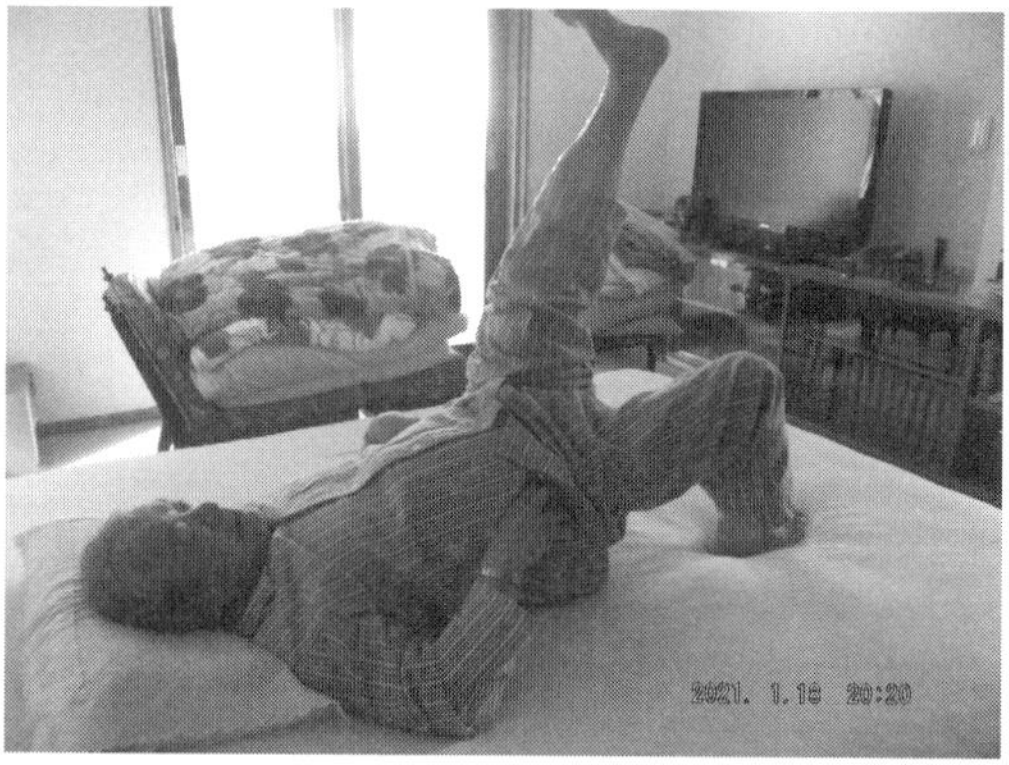

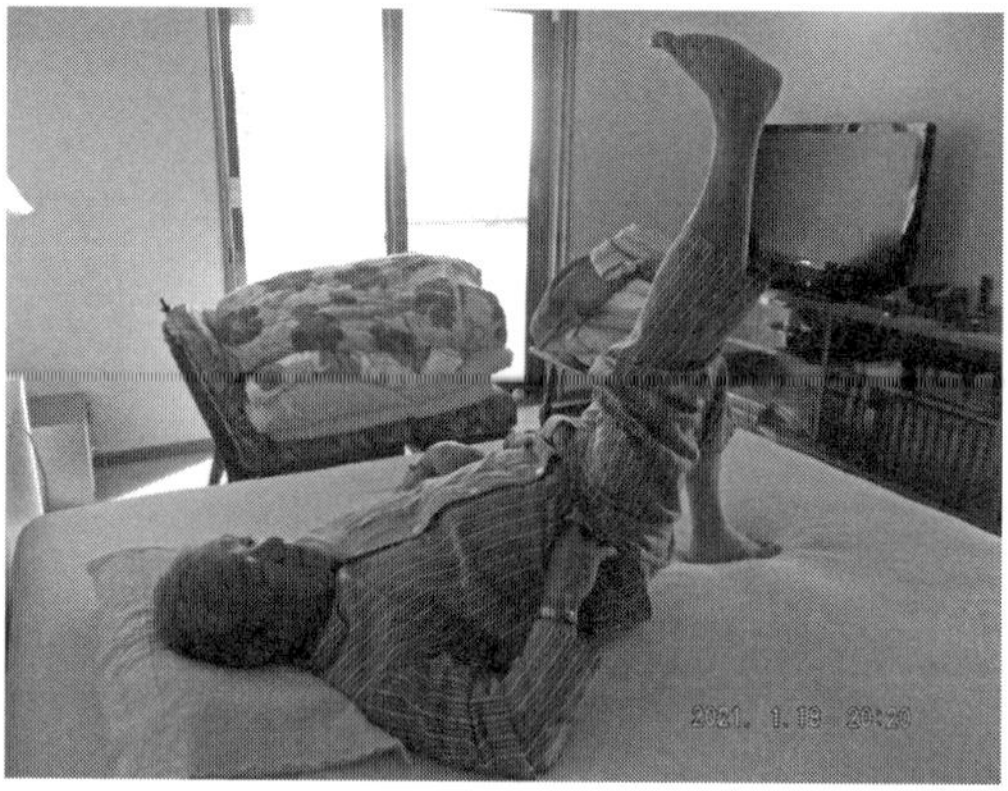

17、両足を上げ40回互いに足の裏で叩き
両足を振り、また足の裏で10回叩く
足の末梢神経の刺激となり、血行も向上し、ぬくみも取れる。

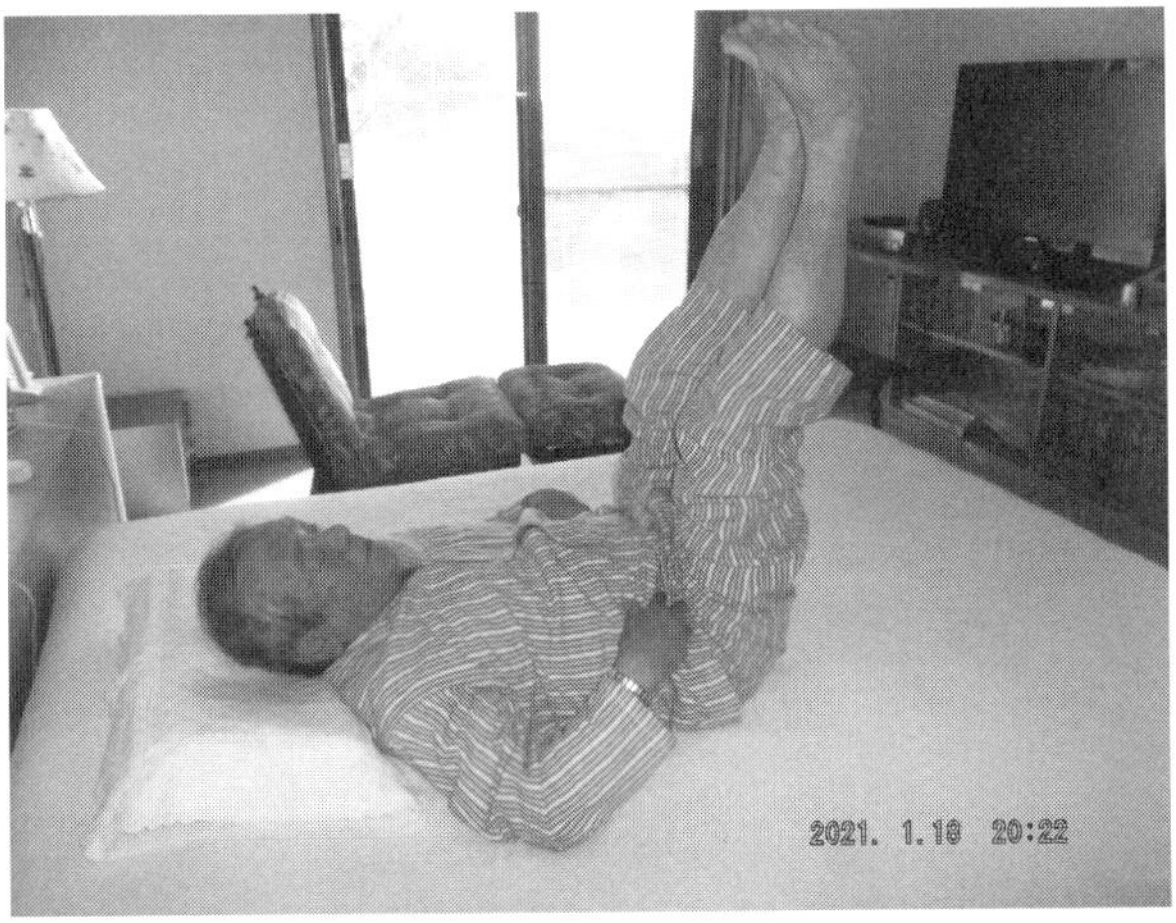

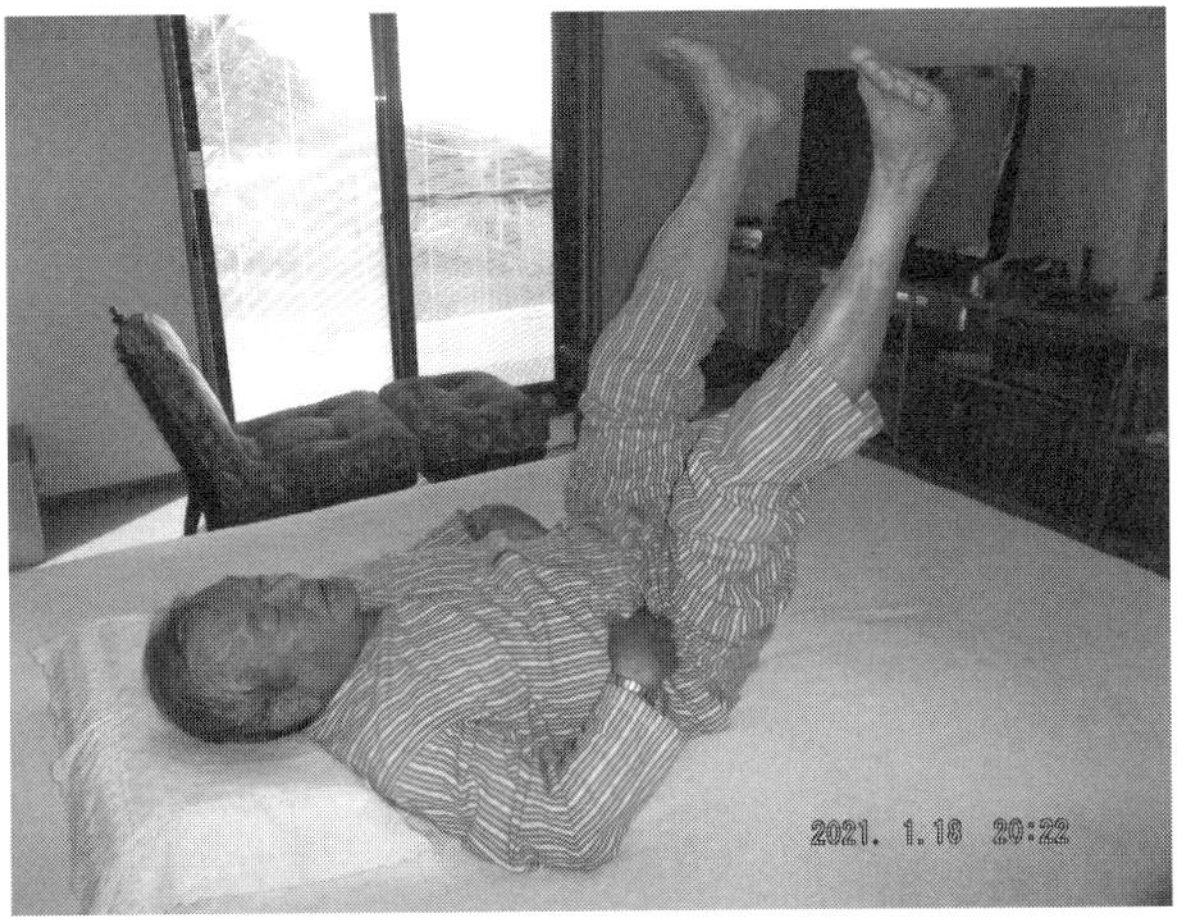

18、今迄はベッド上で仰向け運動でしたが、起上がり、ベッドの端に座る

肩回し回転前後5回ずつ。

深呼吸前方向5回。

深呼吸後ろ方向5回。

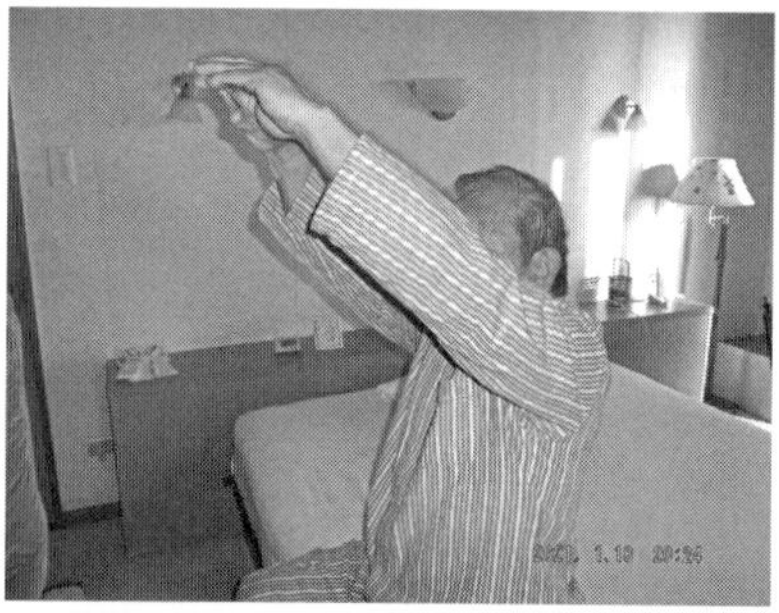

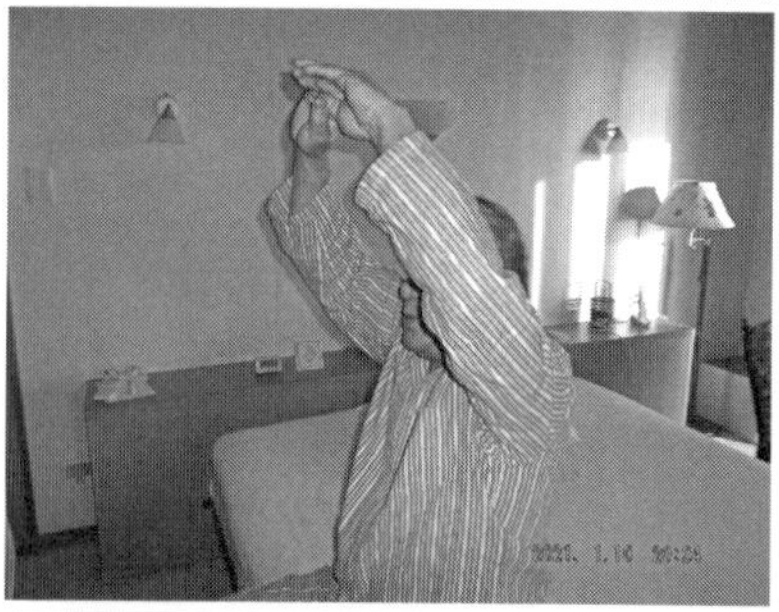

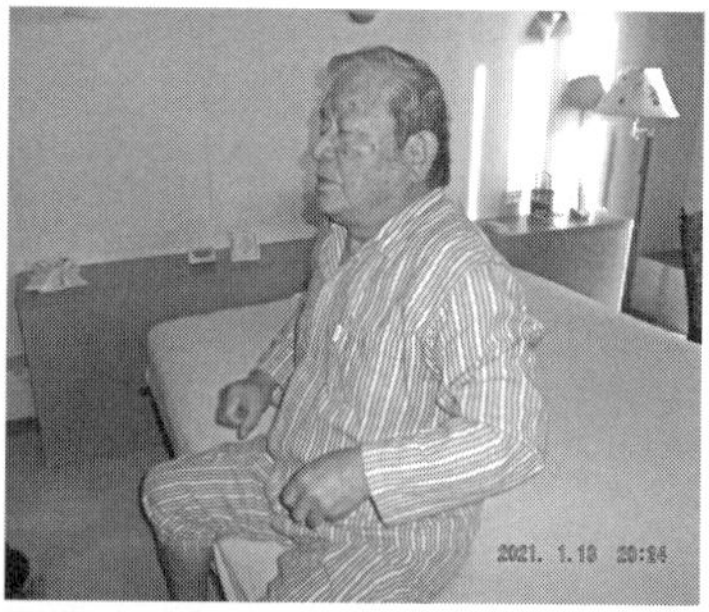

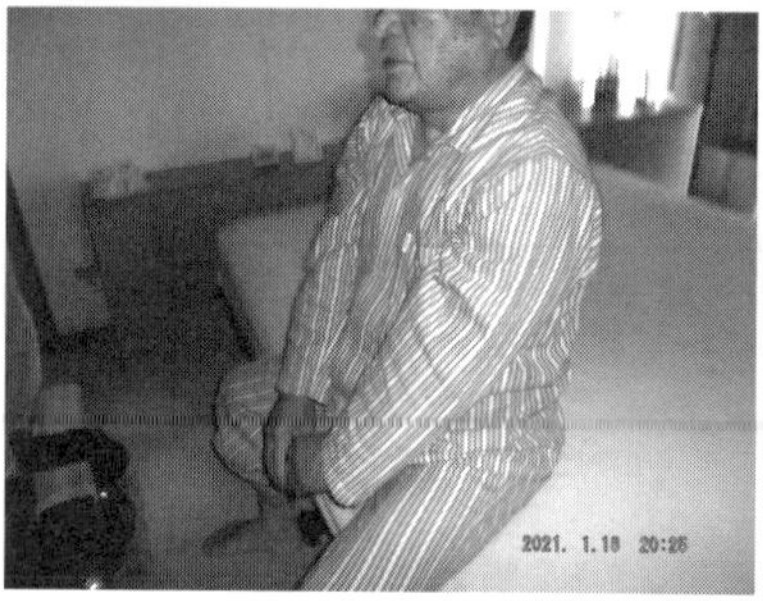

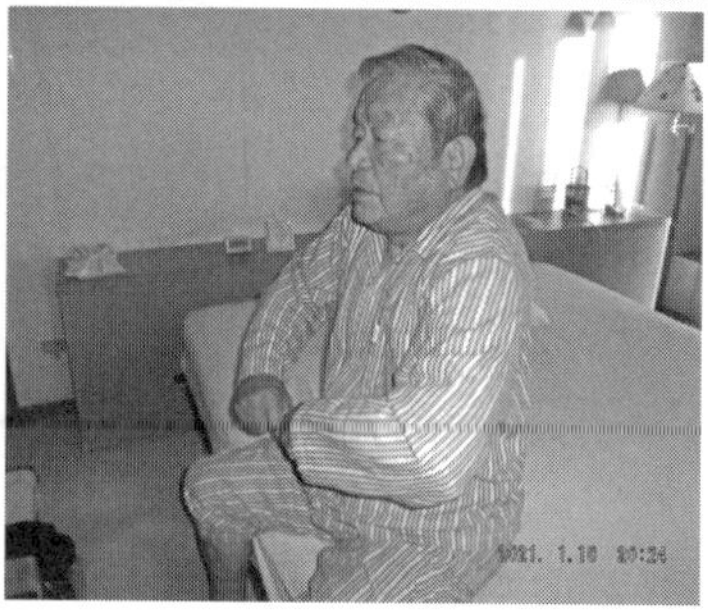

二、風呂場での体操（入浴時に）

1、風呂に浸かり、左右の足のふくらはぎを片方ずつ50回揉む

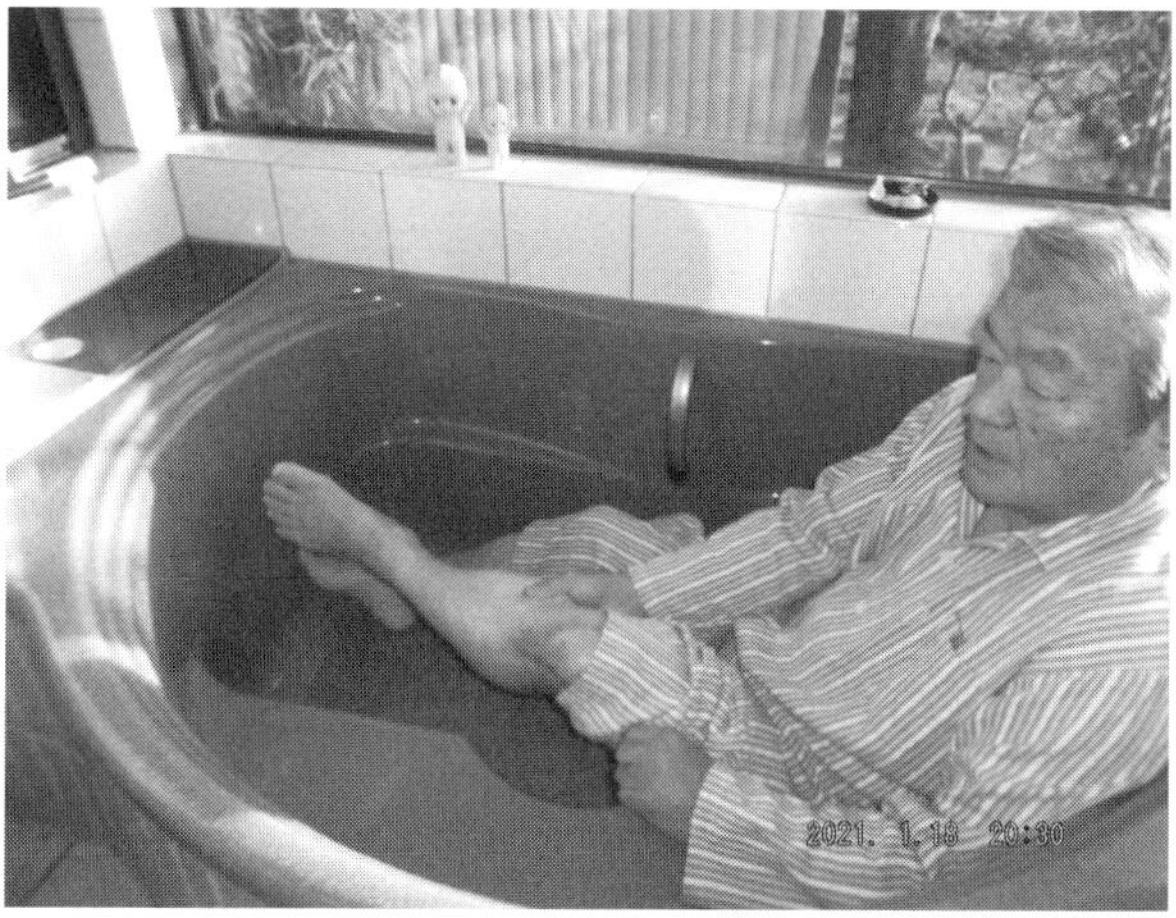

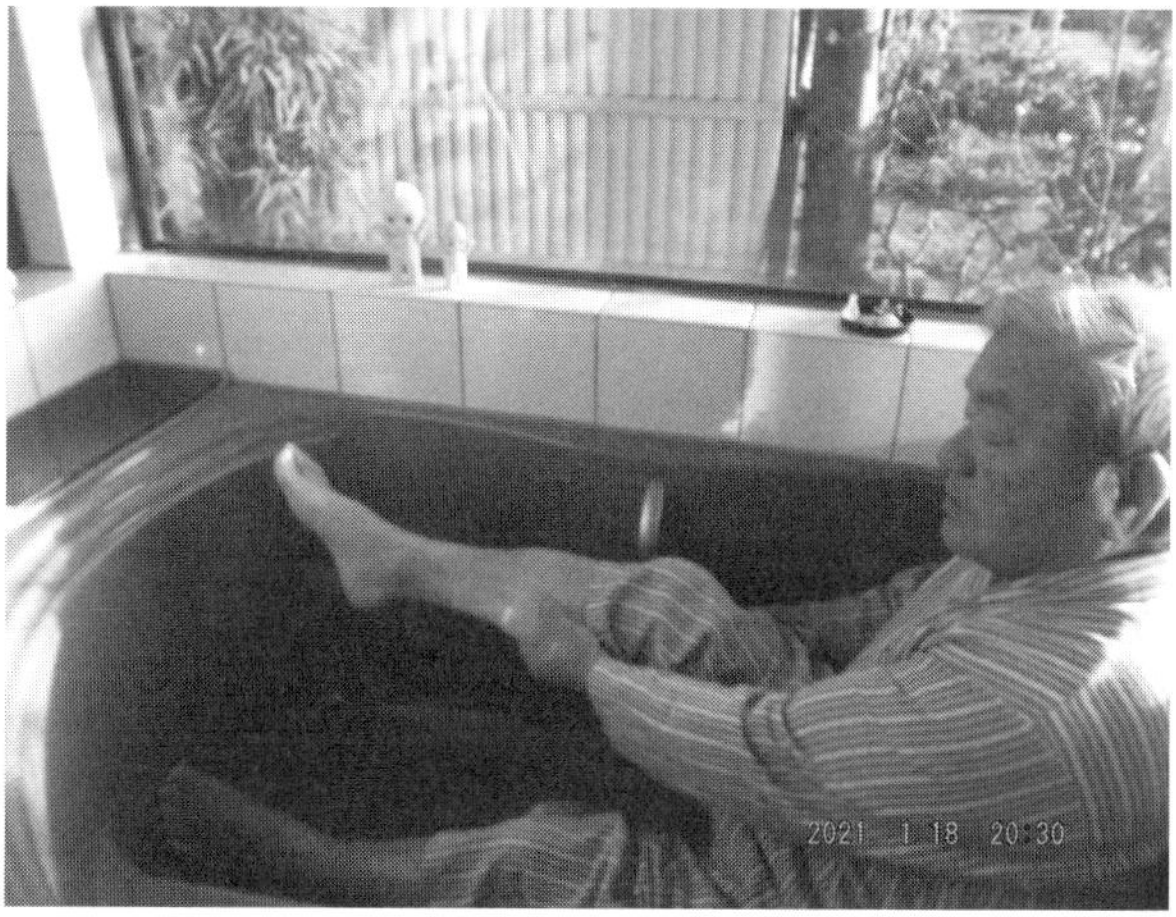

2、足をバタバタ上下にばたつかせる
１００回。

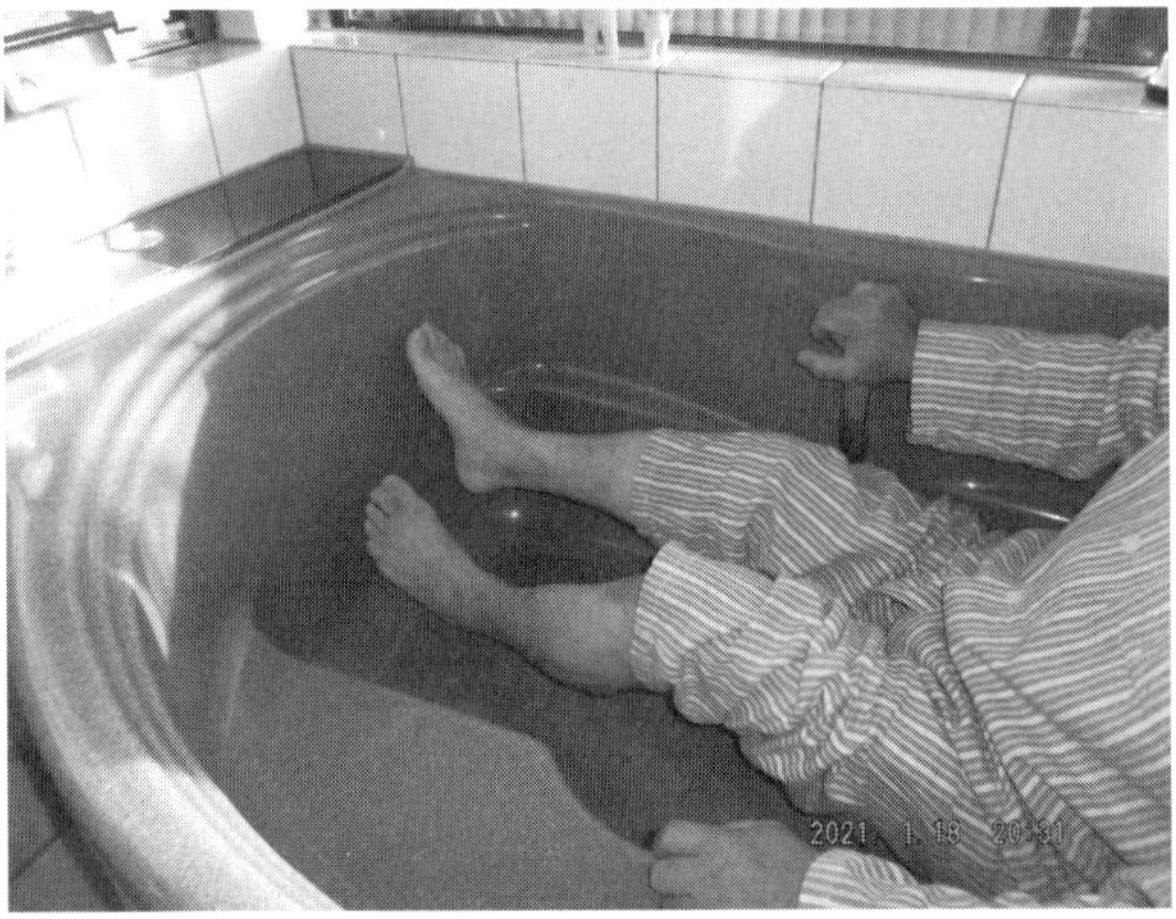

3、腰を20回左右にひねる

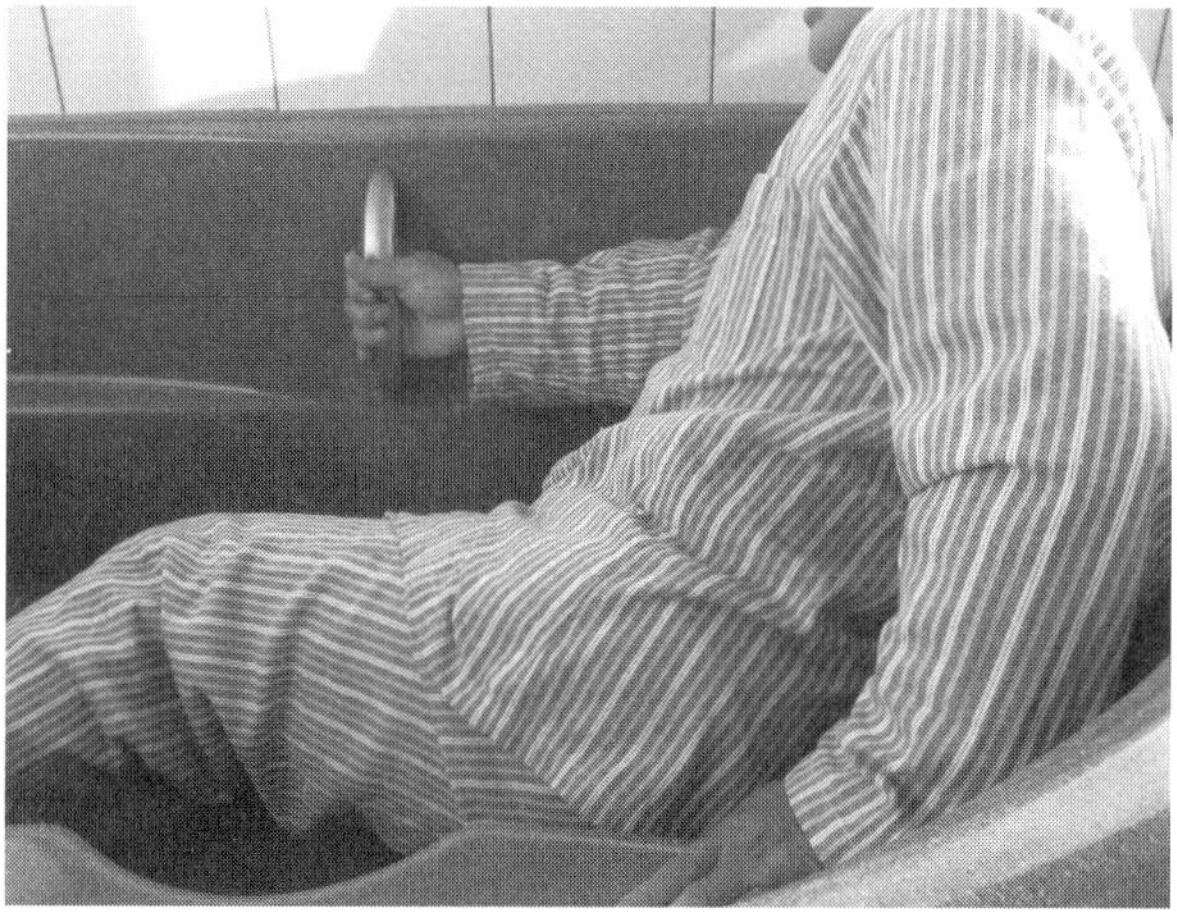

4、腰と肩のばし
5回伸ばす。

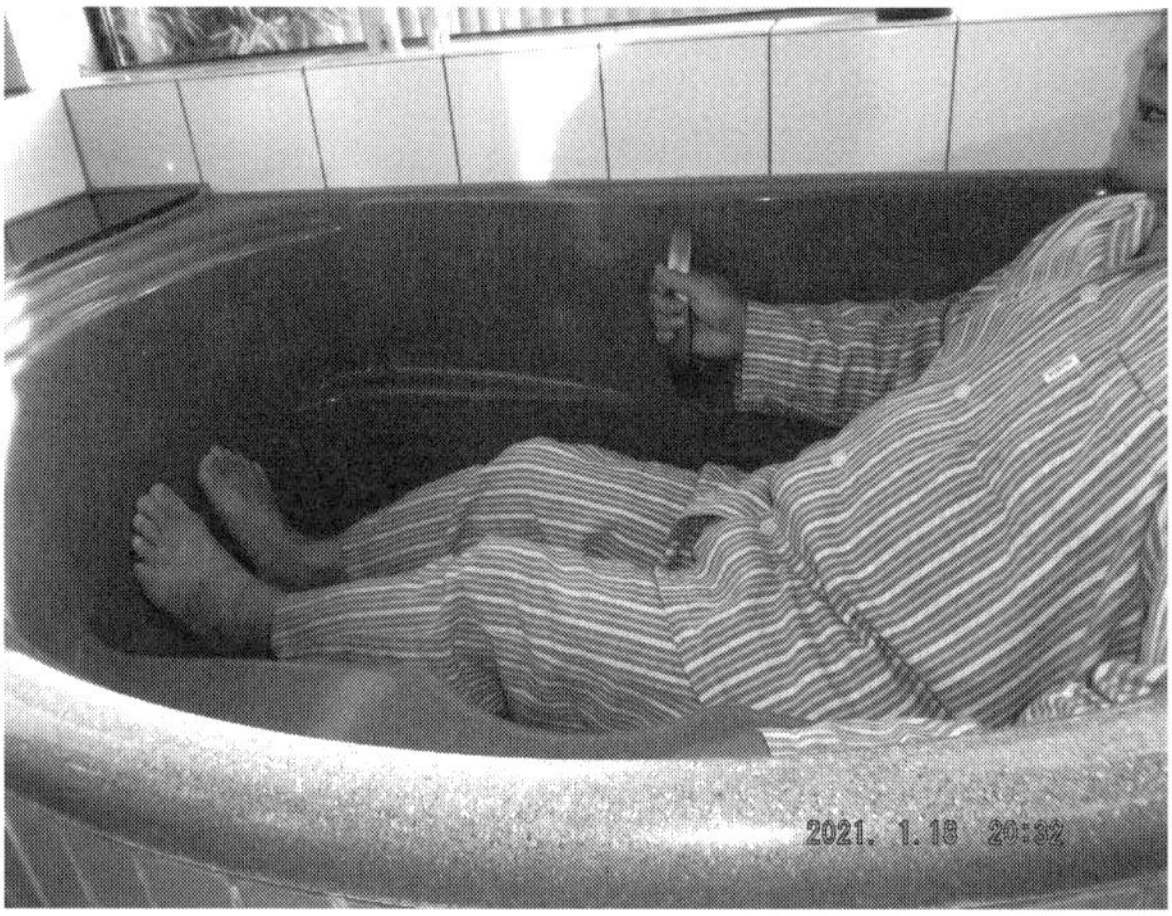

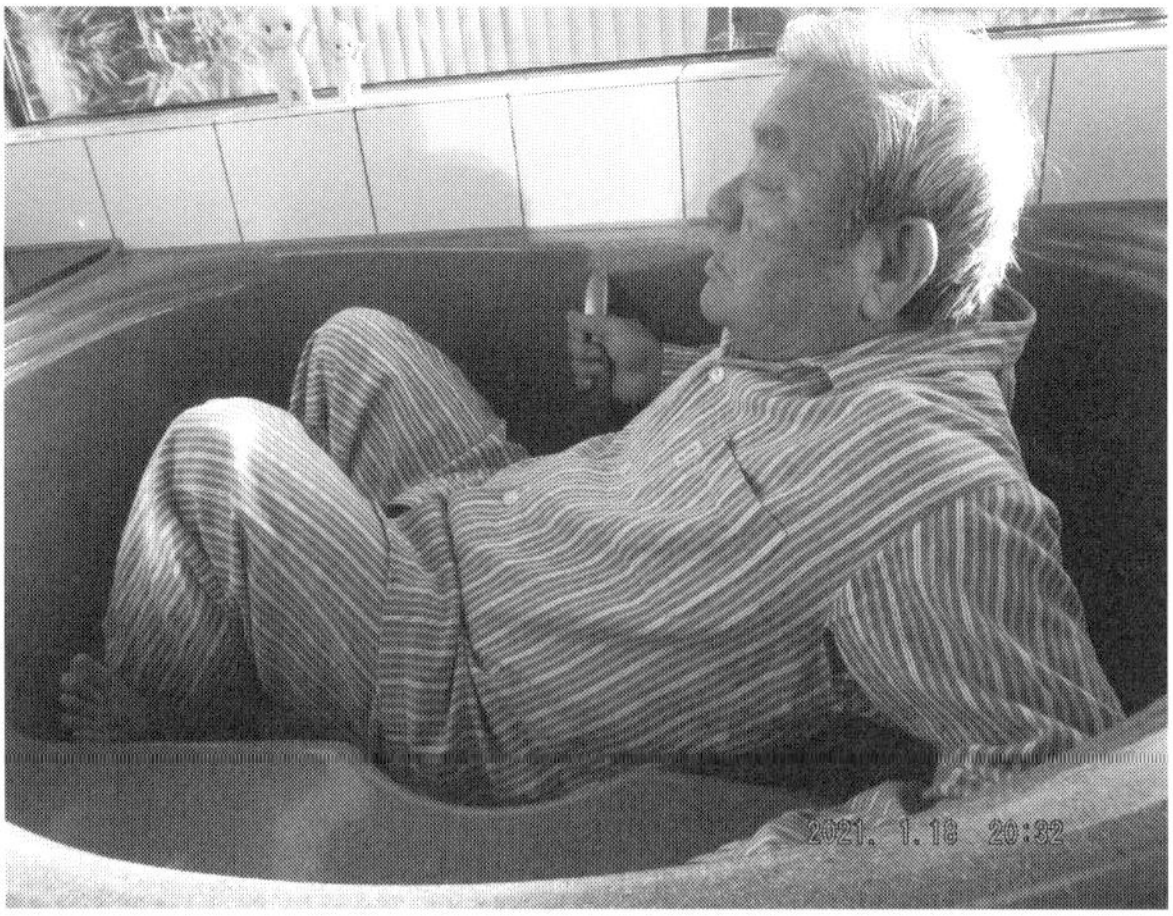

三、洗顔後の化粧水

家内も私も朝の洗顔後や風呂上り後に顔と手に化粧水を塗るのだが、これも自家製である。この化粧水は、30年前、渋谷の行きつけの焼き鳥屋で、時々一緒になる有名な女優さんが素肌が余りにも綺麗なので、訳を聞くと、「自家製の化粧水のせいかも」と答え、その内容を明かしてくれた。

市販のキダチアロエ（７２０㎖）を三等分に分け（２４０㎖）、そこに純米の日本酒（２４０㎖）、レモンを搾った液（２４０㎖）を混合したものを２ℓ造り、瓶詰にして冷蔵庫に保管して置くと、１年間は使える。

これを小さな容器に移して置いて、風呂上がりや洗顔後に手や顔に塗ると効果は大。

四、洗顔後の体操―ながら体操

１、足腰運動を顔を洗う時ながらで行う

歯磨き時に、歯ブラシで磨く時、歯茎も摩擦する、何故ならば歯茎は歳と共に痩せるから。

２、洗顔したら、足の裏運動（節のある竹踏みか、イボイボ付きのヘルスマットか、どちらでも良い）

１００回足踏み。

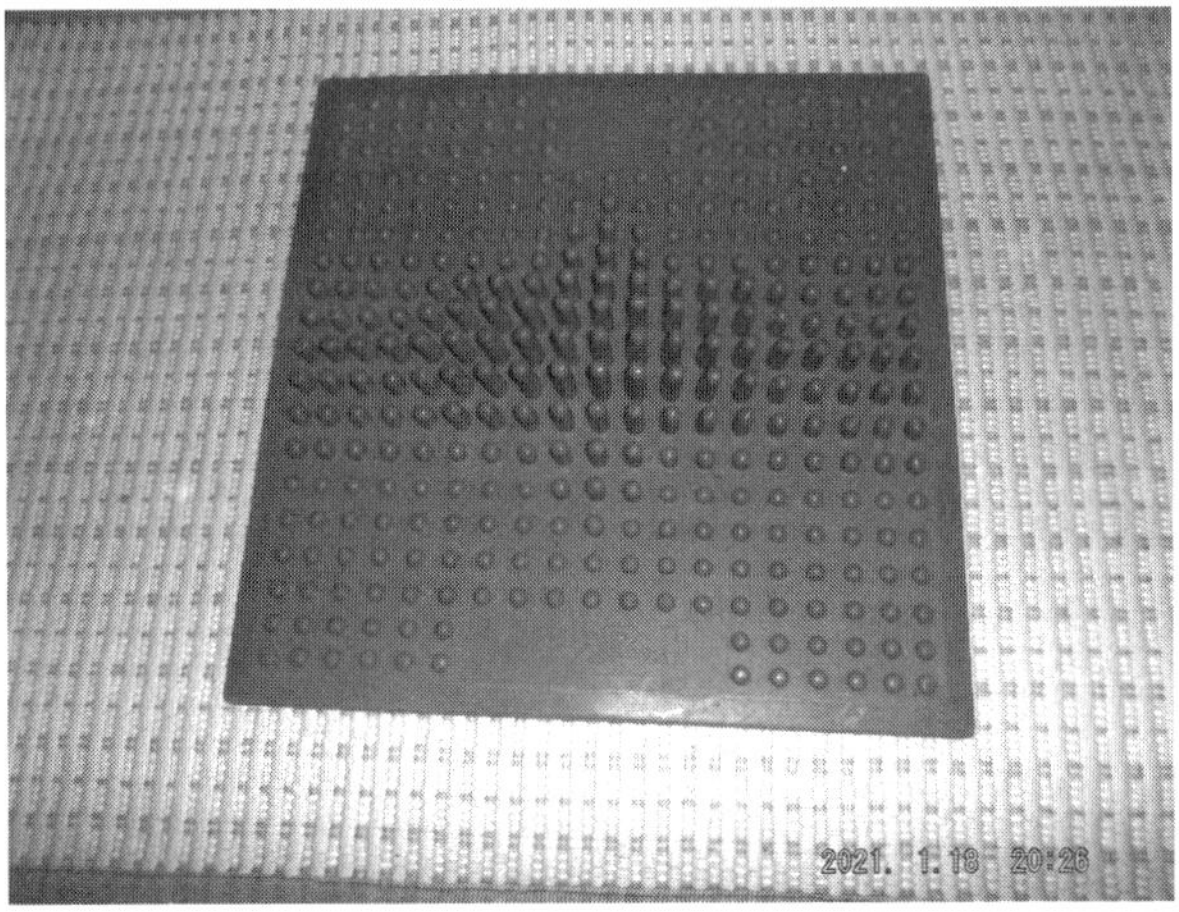

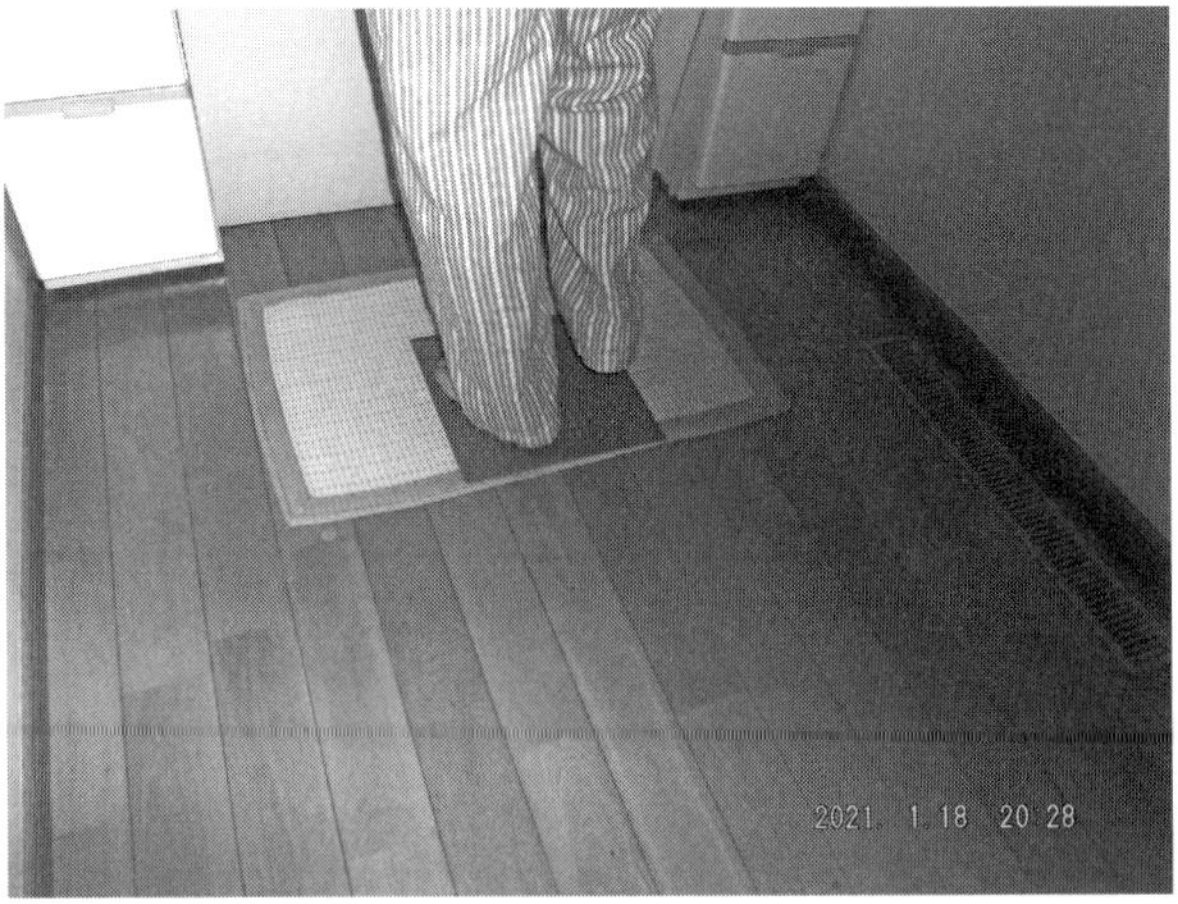

3、腰の上下運動（スクワット）

正面を向き腰の上下20回。

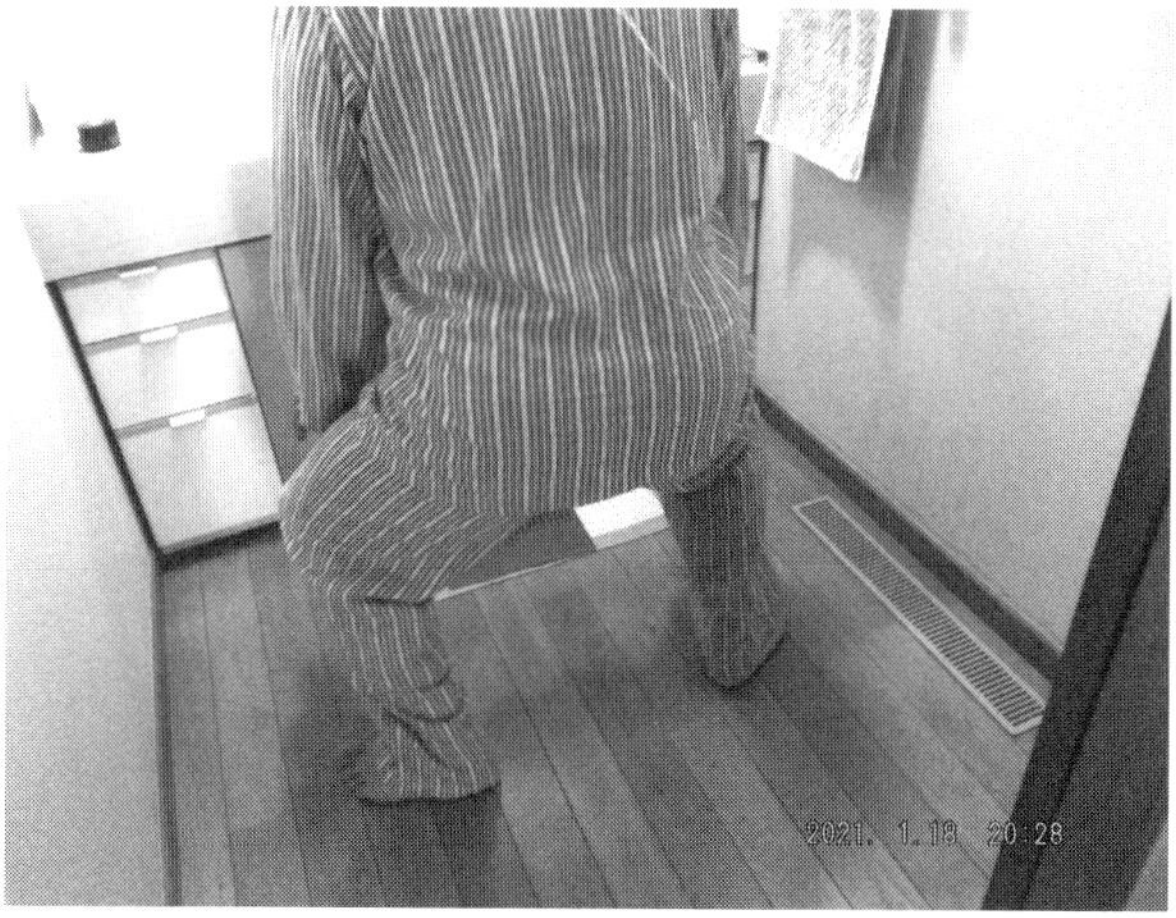

4、両足を揃え、前屈30数え

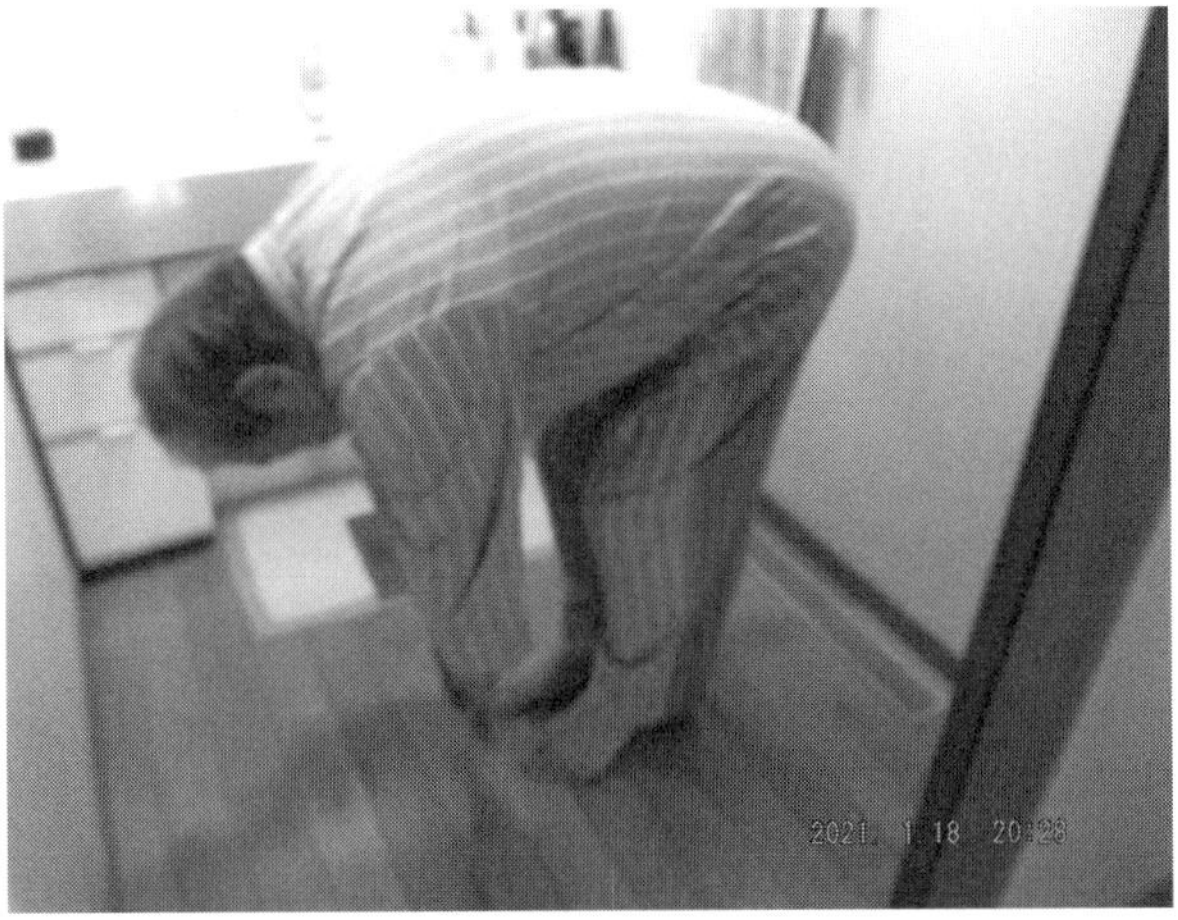

5、洗面台に両手を突き、両足を伸ばして固定し、腰を反らす
50数える。

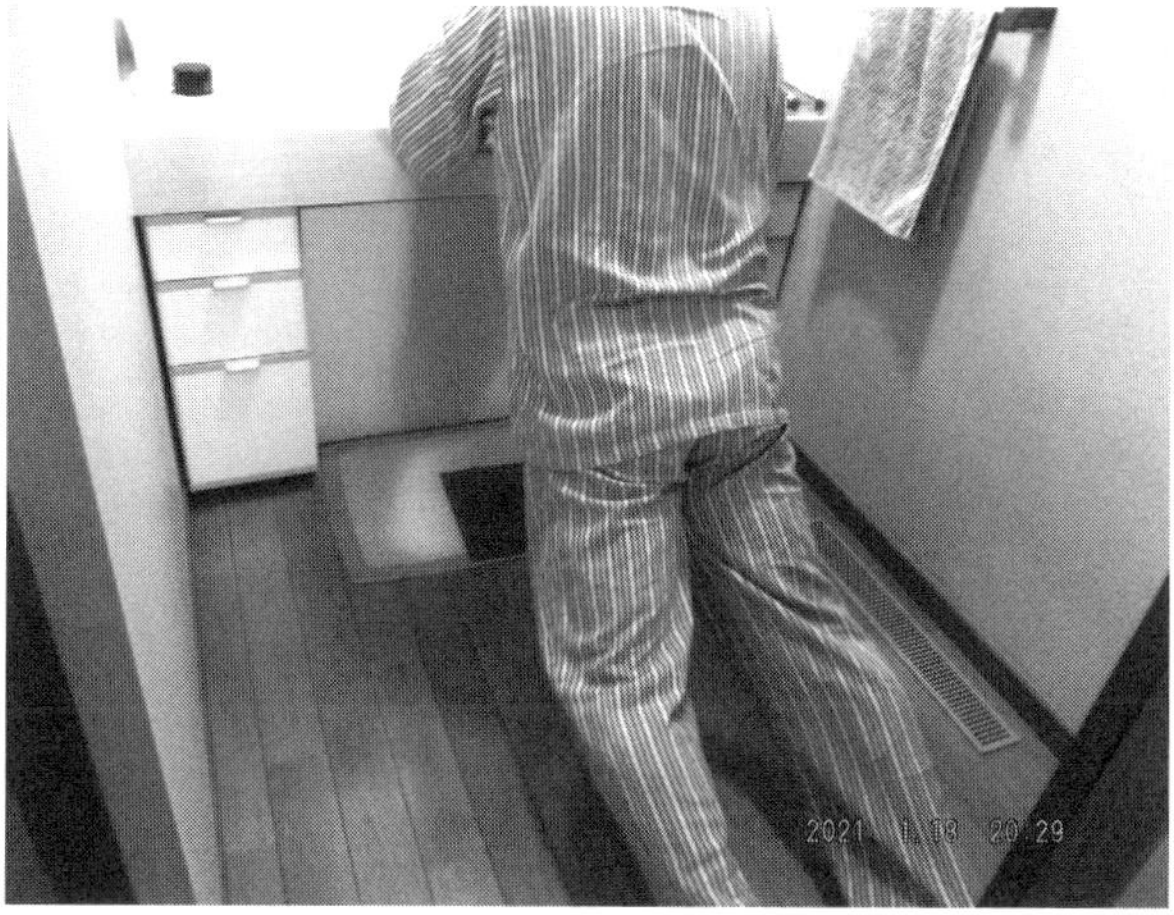

「よみがえり」ウオーキングとは

私が歩く事に興味を持ったのは、独身の時、東京・世田谷の宮之阪の寮から、寅さんで有名な柴又の帝釈天まで歩いた事です。当時、渋谷、新宿、駒込、上野、墨田、葛飾とそれぞれの街に特徴があり、歩いていて面白く、興味は尽きませんでした。

会社は皇居に近く、二重橋が見える所にあり9階建てのビルで、その6階が事務所でした。足腰がしっかりしておれば歩いて東京中を回れると思い、6階までエレベーターは使わず、駅で電車を待つ時間も、足踏みしながら鍛えていました。その後、山の手線の内側を歩いたり、北アルプス登山、狭山丘陵トレッキング、南アルプス登山など、この階段歩きが役立ったことは間違いありません。

私のウオーキング暦は、54歳の時、（社）日本ウオーキング協会の公認ウオーキング指導員となり、56歳の時、夫婦で四国八十八箇所霊場を徒歩遍路で、49日間懸けて高野山まで歩きました（全行程約1400km。一日平均約30km）。

60歳の時、大分の日出町に移住して、大分県ウオーキング協会を友達7名で立上げ、「大分1村1ウオーク」58市町村（当時）の約1700kmを歩きました。

65歳の時、町内にある、往事フランシスコ・ザビエルが歩いた道を検証し「ザビエルの道ウオーキング大会」を開始、その後、「ウオーキング文化の道」を5コース、2市1町に跨る「オラショ巡礼の道」を創設して現在に至っています。

一、ウオーキング前のウオームアップ

・ストレッチング

すぐ歩き出すのではなく、準備運動をして体の筋肉、筋、腱を伸ばし、冬は体を温めてからウオーキング開始することが肝要です。

休息状態の身体をウオーキング状態に整えるために、筋肉や腱を伸ばして柔らかい状態にし、怪我や故障を防ぐ目的で行います。

1、足踏み

スックと立って手と足を上下に上げ、下ろしを8回し、同じく足を最大に上げ下ろしを8回する。

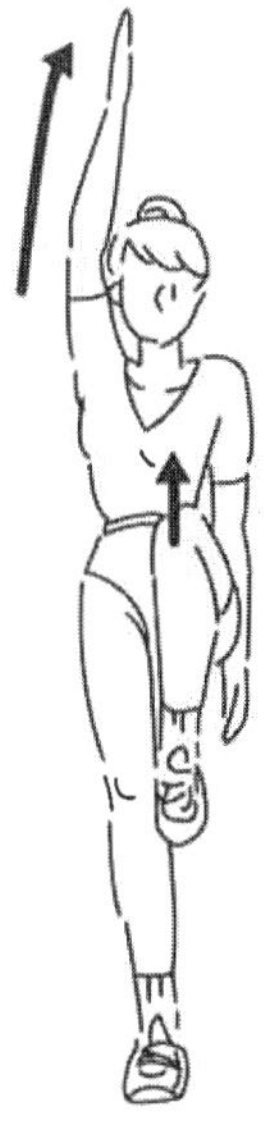

２、背伸び

正しく立ち、手の指を組んで裏返し、頭上に上げて、身体をゆっくり引き上げての背伸びです。５数える。

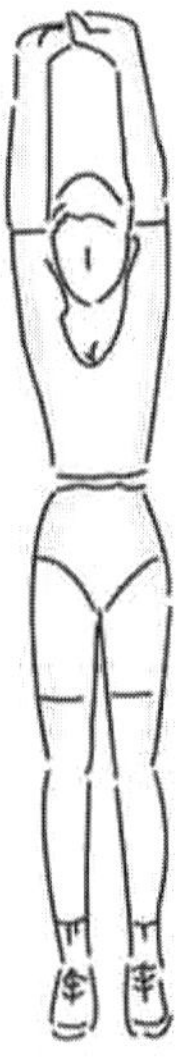

３、体側伸ばし

足を少し横に開いて、手を再び組んで、頭上に手を引き上げながら、横に倒します。１回ずつ反対も。

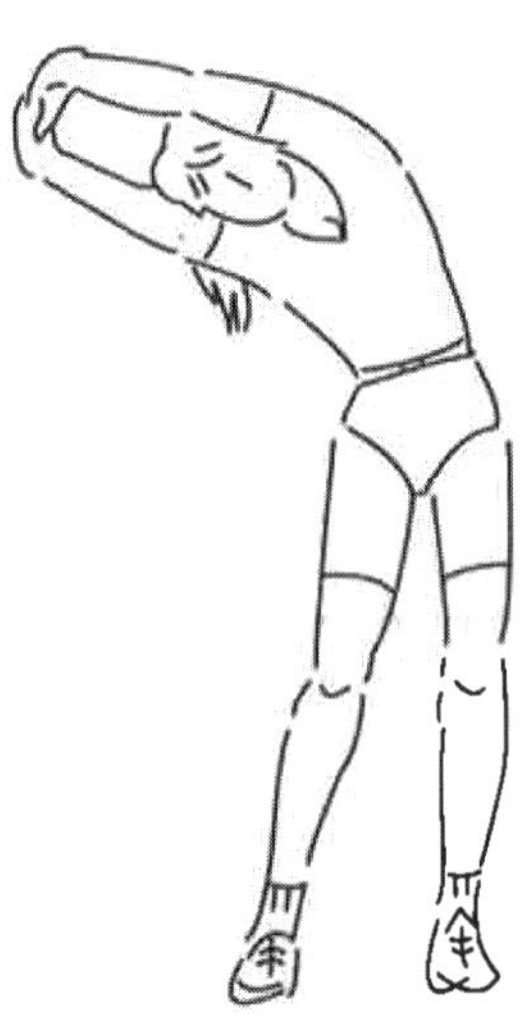

4、上体回し

手を組んだまま前方に伸ばして、ぐるっと上体を回して後方へ、反対も1回ずつ。

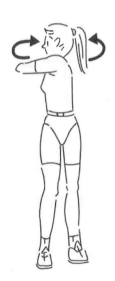

5、後方に倒します

1回。

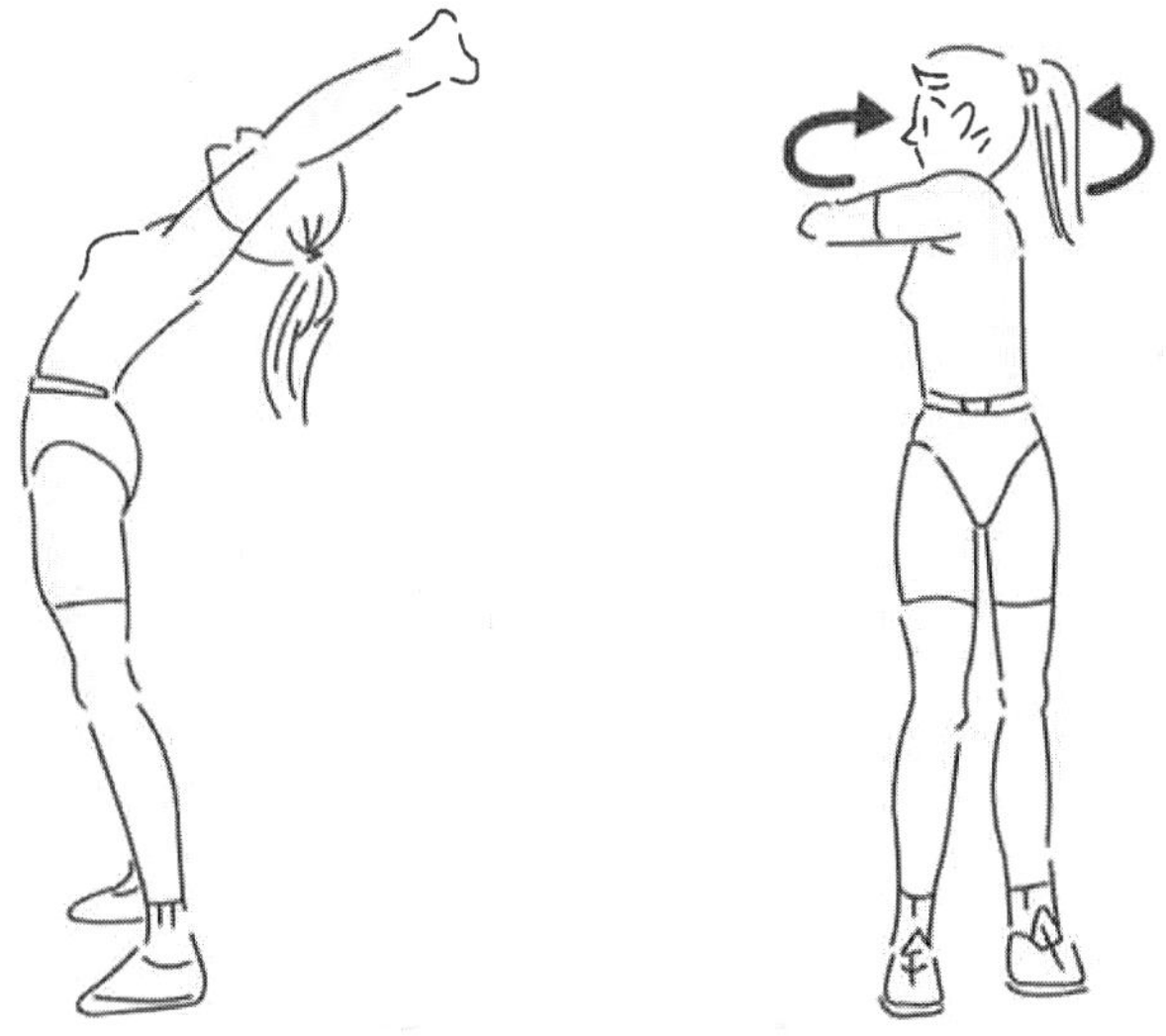

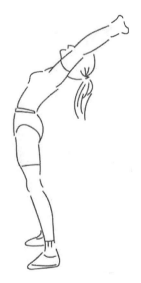

6、前後伸ばし
手を前方に伸ばして上体を前に倒します。背中、腰、脚の裏側をのばします。
5回数えます。

7、足の振り出し
足先をひざが伸びきるように軽く8回振り出します。
最後は振り出したまま足首のストレッチ。

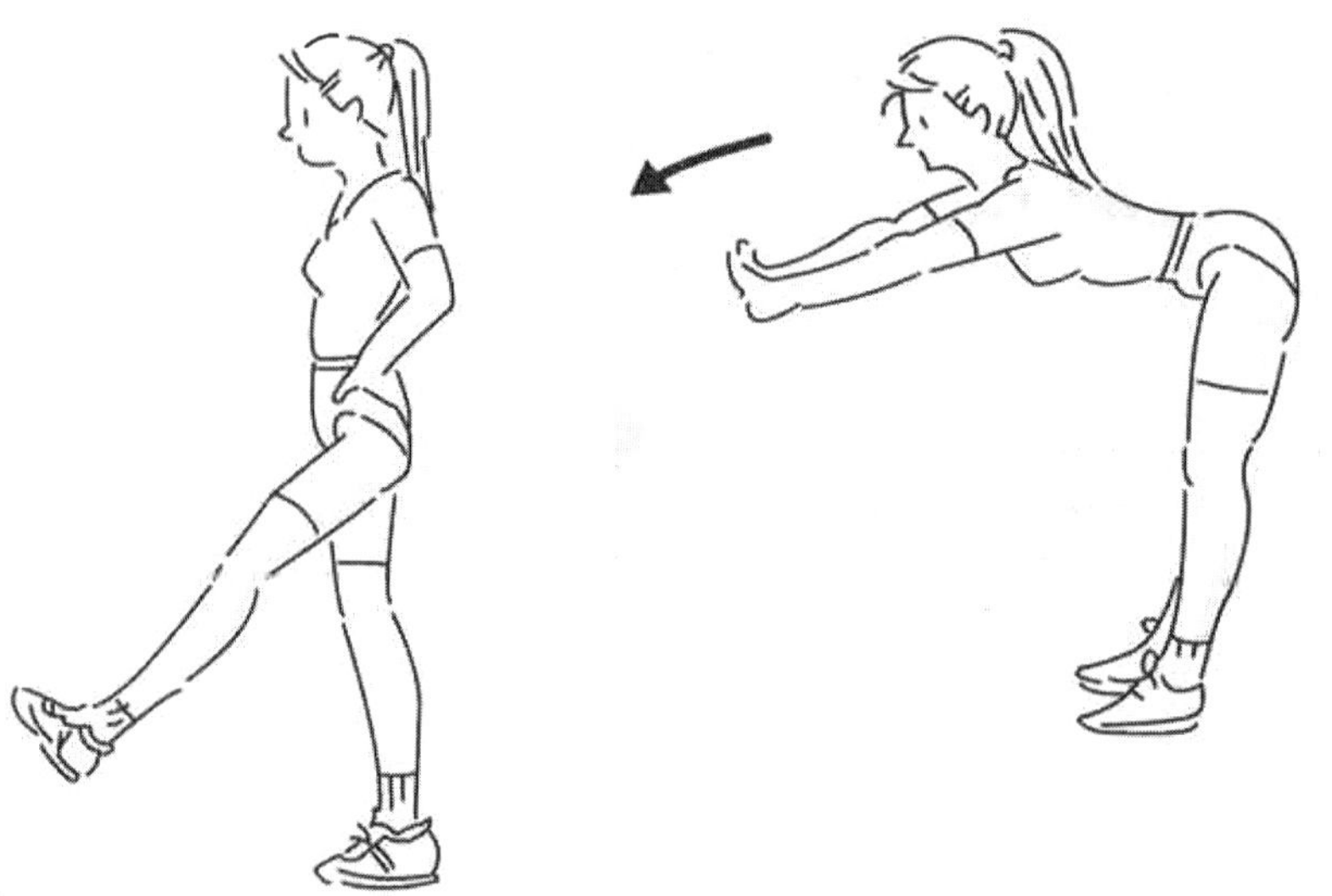

8、足首回転
　つま先で出来るだけ大きな丸い円を描くように回します。
　つま先を引き寄せて5つ数え、つま先を伸ばして5つ数えます。

9、足の甲伸ばし
　左足で体を支え、右足をつま先まで伸ばし後ろに回して、つま先を地面に付けます。前ひざを曲げて後ろ足の甲を伸ばします。

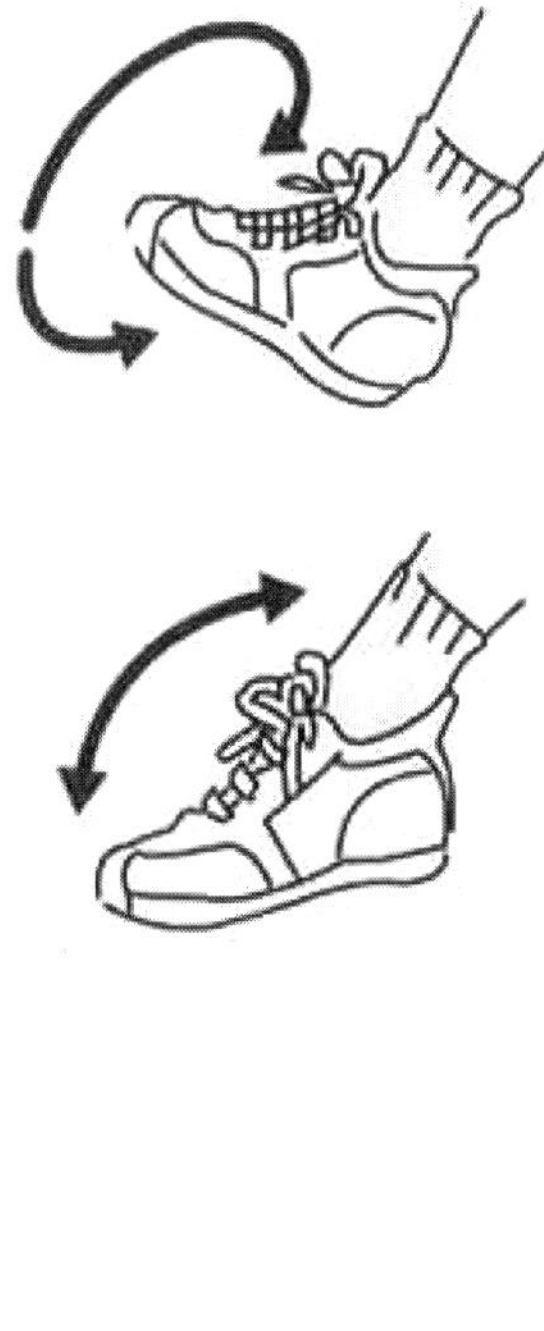

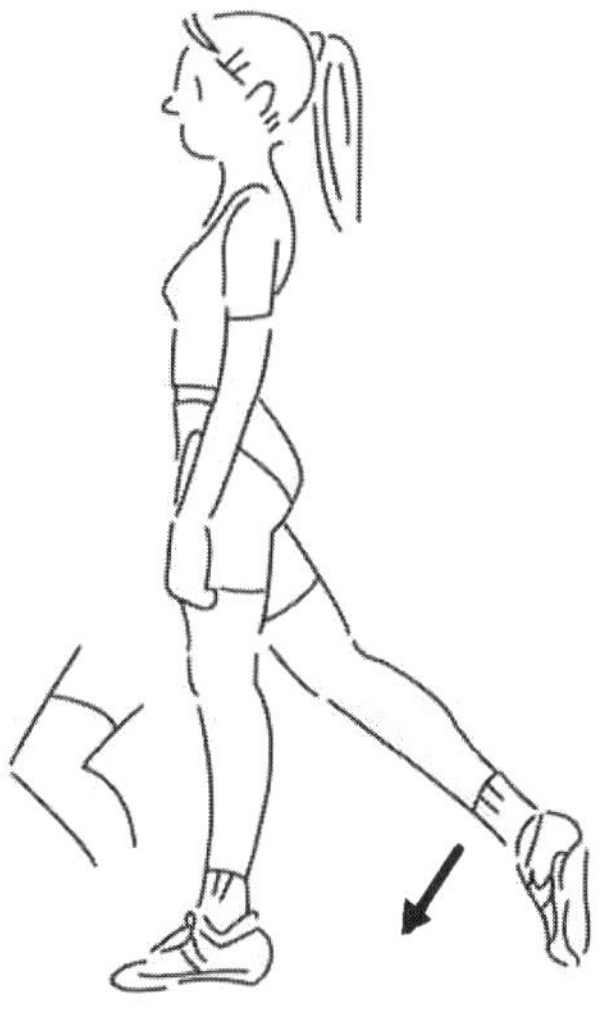

10、アキレス腱伸ばし

・体を立ち上げて後ろ足の足裏全体を地面につけます。後ろ足のかかとをつけたまま、前ひざを曲げて、体重を前足に乗せ後ろ足のふくらぎ、アキレス腱を伸ばします。

・さらにもう1歩後ろに引き、かかとを上げ、深く腰を落として後ろ足を伸ばします。

・股関節を伸ばす。前ひざがつま先より前に出るようにさらに深く沈み股関節を伸ばします。

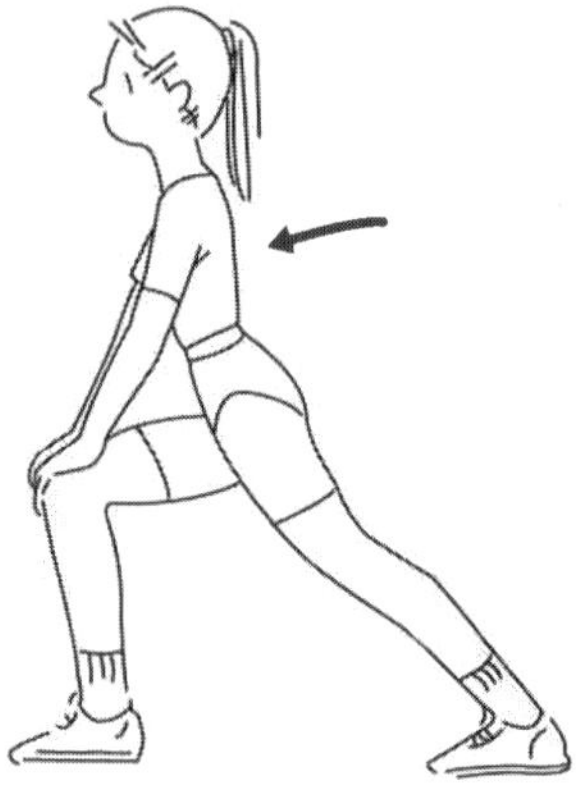

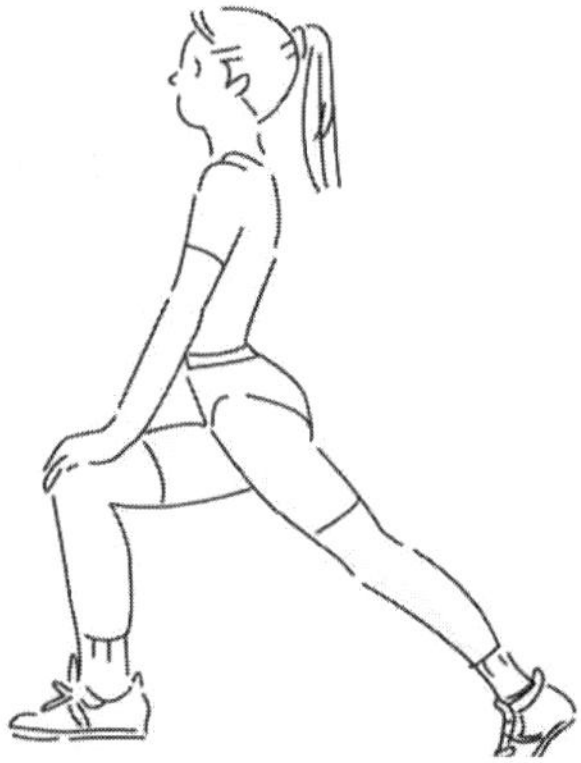

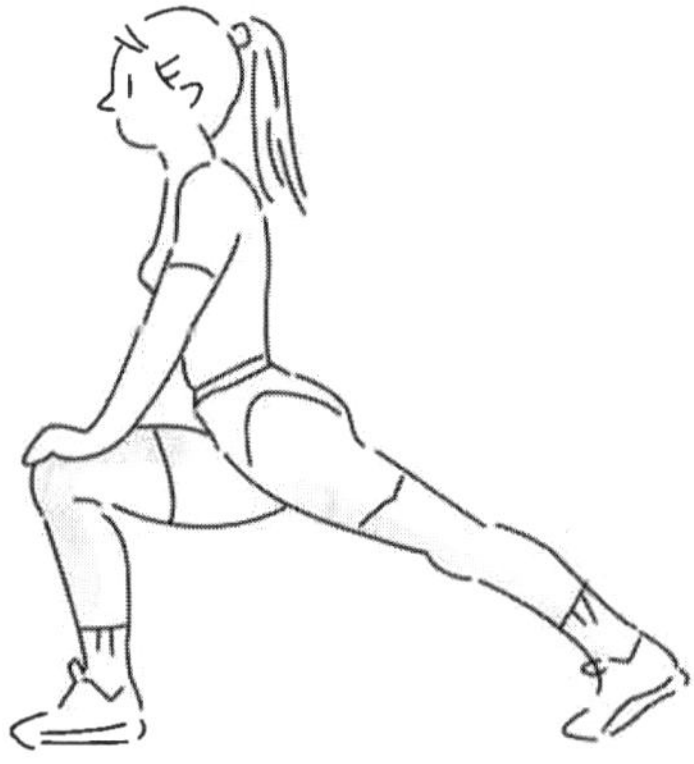

11、ソンキョの姿勢で内もも、背筋を伸ばす

・大きく足を広げ、腰を下げる。膝をなるべく外側に向け、ももの内側の筋肉を伸ばします。さらに肩をゆっくり前に出し、膝を広げるように押し、ももの内側と背中を伸ばします。

・左右交互に行います。

・肩と背中も伸ばす。ももの内側と背中の筋肉も伸ばす。

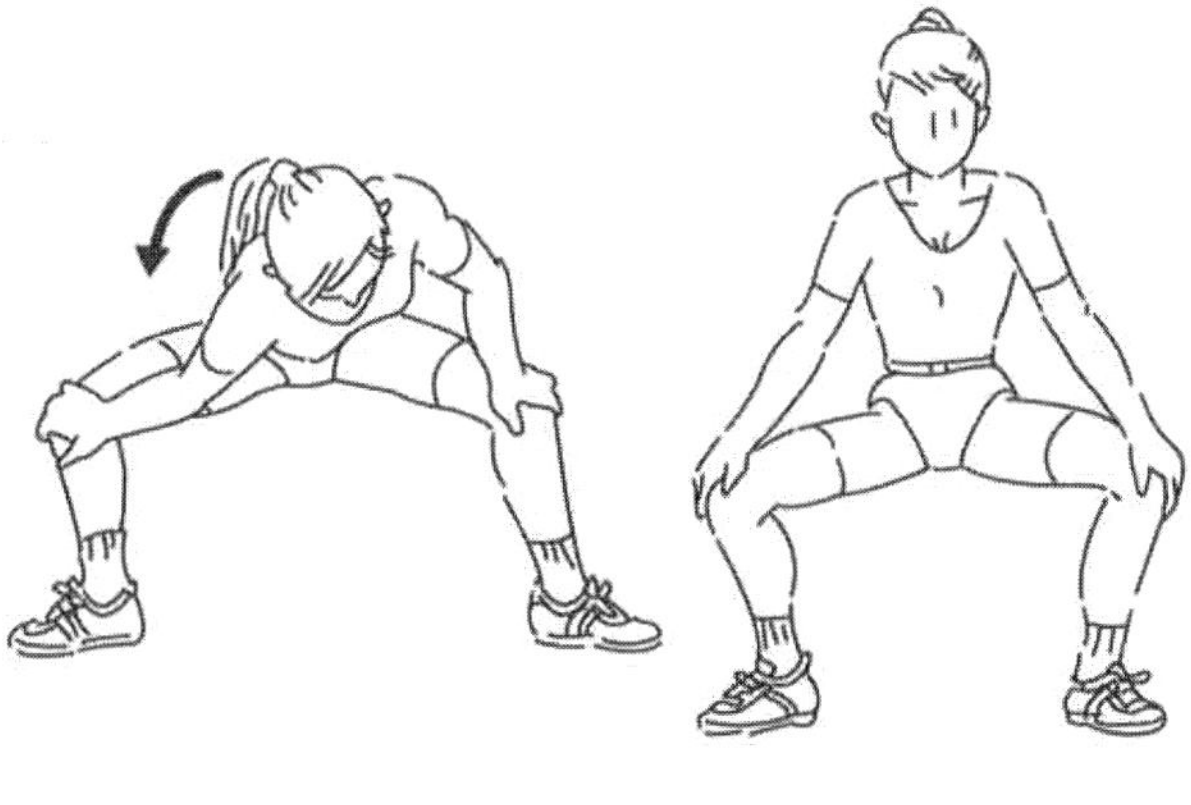

12、頭を後ろに倒す。両手を後頭部にかけ、頭を前に倒します。

1回ずつ。

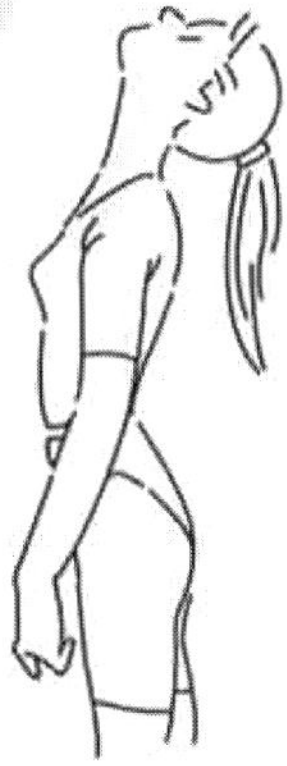

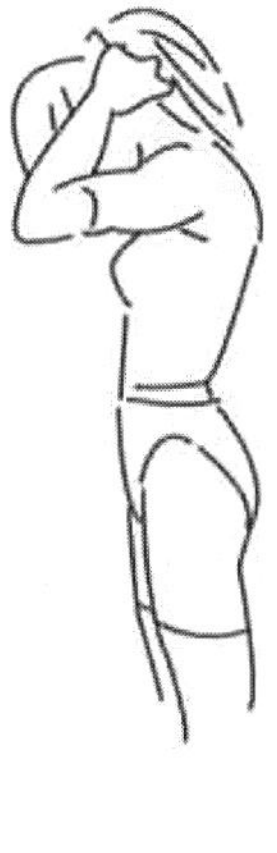

13、首曲げ

腰巾で背筋を伸ばして立ちます。首を前後左右にそれぞれ気持ちよく伸びた所で10数えて戻します。

14、首回し

10数えながらゆっくりと大きく1回転させます。反対にも同様に。

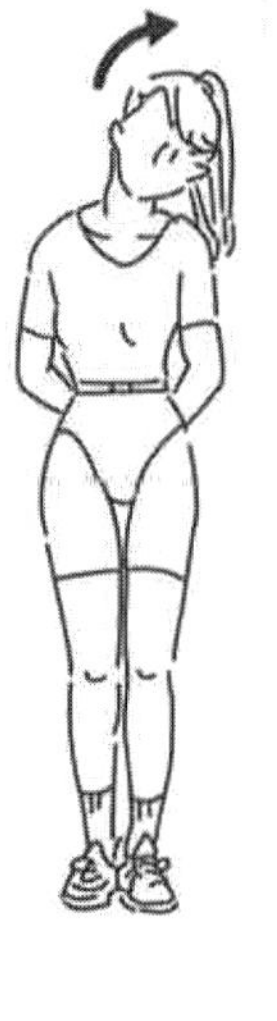

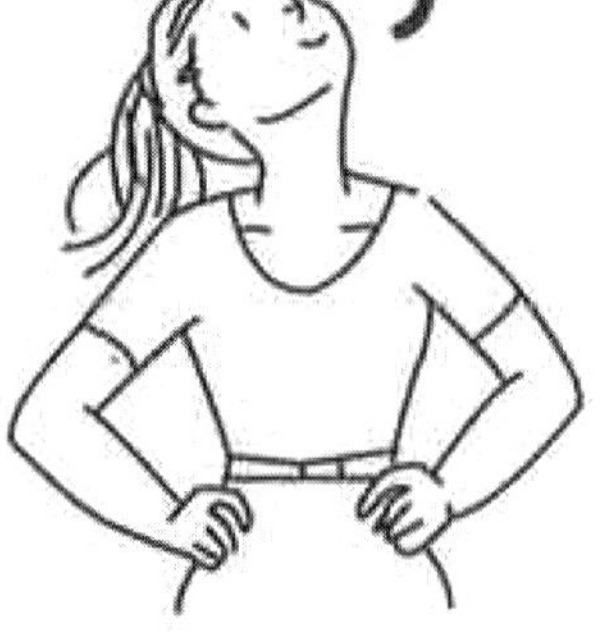

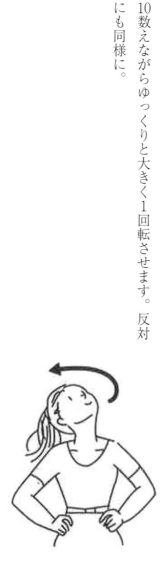

15、肩すぼめ
両肩を耳に付ける気持ちでギューッと引き上げストンと落とします。前後と中央で１回ずつ、２回繰り返します。

16、最後に深呼吸
３回深呼吸して終わり。

歩きの準備、用意をしてウオーキングの始動です。

二、ウオーキングの準備

1、下着―吸汗性、通気性、冬は防寒性の良いもの
2、靴下―厚手で吸汗性の良いもの、冬は二枚履くことも　五本指靴下も良い
3、手袋―綿か混紡　防虫、防寒、傷予防日焼け防止
4、スラックス―伸縮性のあるもの
Gパンは禁物、濡れると重くなり、股ヅレも起こす。
5、水筒―５００mℓは５km迄、10km以上は１ℓ

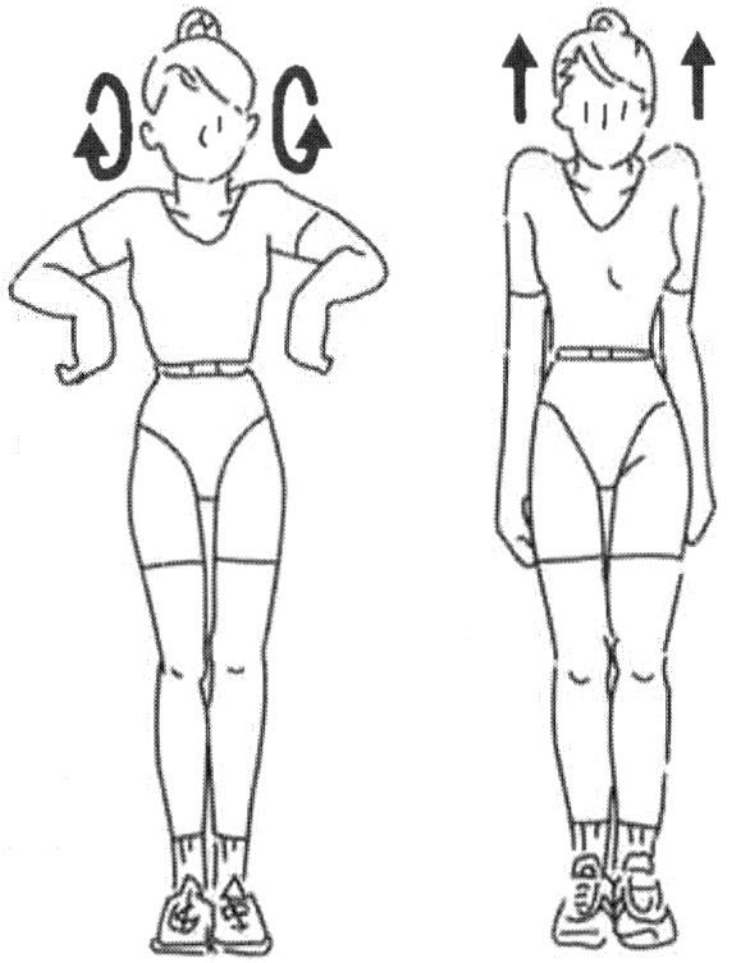

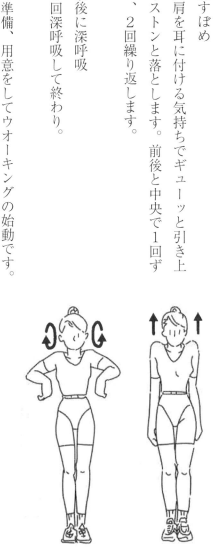

6、帽子―つばの大きい夏は白地、冬は暖色か黒、春夏はＵＶカットのものが良い
7、ディバック―両手が自由に使えるもの
8、雨具―ポンチョが良い。傘は見通し悪く、風雨に難有り。ザックまで入るポンチョで防水性と通気性があり蒸れないもの。
9、夏でも長袖が良い。虫や植物から守るし、日焼け防止や転倒防止にもなる。
10、靴と歩数計

靴―ウオーキングで一番大切なもの。出来れば２足以上保有し、交互に履くと長持ちする。
・つま先は１㎝くらい余裕を持たせ、足指が自由に動かせること。
・靴を選ぶ時は厚手の靴下を履いて選ぶこと。
・幅も余裕があること。

歩数計―各種あり、体脂肪やＧＰＳ迄わかるものまである。運動量のチェック、毎日の励みにもなる。

靴の履き方

靴を履く時、足を靴に入れ、トントンと踵で足を詰、つま先を自由にして、靴の紐を、つま先に近い方はゆるく、踵に近い方はしっかりと紐を締める。

ウオーキングQ＆A

Ⅰ、歩きとウオーキングの違いは？

ウオーキングは歩くという意識を持って歩く事です。

・普段自分自身が普通に歩く時より、やや速く、やや強くを意識して歩く事です。

・平坦な道、上り坂、下り坂の道でも必ず踵から出すこと。そして、この時手は、軽く握って、心臓より高く振ると、むくまない。

家の内でも、敷居や畳の縁につまずくのも足が踵から出ていなくて、つま先から出て、つまずくのです。ウオーキングで踵から出す習慣を身に付けましょう。

・ウオーキングに効果的な心拍数は、（220ー年齢）×0・6〜0・75で、これを目安にしてウオーキングすると良い。

以上の3点を守り、意識してウオーキングすればその効果は必ず出る。

Ⅱ、ウオーキングは何時すればいいの？

歩きたい、あるいは歩ける時間に歩けば良いと思われる。色々言うことより、歩くタイミングを失うことの方が問題である。

朝はお目覚めの効果があり、生活意欲も高まる。朝、昼、夕いつ歩くにしても、空腹、満腹、厳寒、猛暑時は避けるべきです。夜のナイトウオーキングは明るい、安全な場所を、食後は1時間以上経った後のウオーキングは睡眠効果がある。

夏の昼間は熱中症に気を付け、必ず飲み物を持参して10分か、15分おきに水分を採ること。飲み物は、水かスポーツドリンクが良く、コーヒーは利尿作用があるので飲まない方が良い。私達夫婦は、自家製の長命茶（勝手に命名）を夏は氷を入れ冷たくし、冬はホットの長命茶を持参している。

この長命茶は、湯を沸騰させ、杜仲茶、減肥茶、ウコン茶、黒豆茶の各1包を入れて15分間煮出して冷めたものを使っている。

Ⅲ、どうして1日1万歩なの？

例えば体重56kgの男性の場合
基礎代謝量は、生命に必要な内臓や筋肉などで消費するエネルギーは、体重1kg当たり25㎉（平均）とされているので、
56kg×25＝１４００㎉
通常のデスクワークの人のエネルギー消費量は一日当たり４００㎉とされ

１４００＋４００＝１８００㎉
１日の食事からエネルギー摂取量が日本人平均で２１００㎉とすると
２１００－１８００＝３００㎉
30歩で１㎉消費するので
３００×３０＝９０００歩
※よって太らない為には、１万歩／１日となる。

Ⅳ、アクシデントが生じたら？

・捻挫─歩かないこと。救護の人が来るまで、タオルに水を含ませ冷やし、心臓より患部を高く上げる。
・脱水、熱中症─掛かる前に15分～20分おきに水分をとる。かかったら風通しの良い日陰に移動して、衣類を緩め、水で頭、後頭部、胸、手足を冷やし、救急車を呼ぶ。
・マメの予防と出来たら？
　靴、靴下の適正なものを履くことが先決。マメが出来そうな足の部位に事前にテーピングして置くと良い。マメが出来そうに思えたら我慢しないで靴を脱ぎ、風邪にあて、出来ればマメの水を消毒針で抜き、厚手の絆創膏を張る。

Ⅴ、ウオーキングが体にやさしいのは？

ウオーキングとジョギングの違いは、どちらかの足が地面に着いているのがウオーキングで、運動中に掛かる体重の影響が少ない。

・ウオーキングは、体重の１・１〜１・２

・ジョギングは、体重の３・０〜４・０倍

Ⅵ、ウオーキングの効果

１ヵ月間毎日ウオーキングを続けた人の自覚症状ベスト５

①心臓の動悸が減った━心拍数が減少し、楽に歩けるようになった。

②体重と体脂肪が減った。

筋肉が落ちずに体脂肪が減った。

③血液の成分が変わった。

総コレストロールが減り、善玉コレストロールが増え、中性脂肪が減少した。

④歩幅が広がった。

歩き慣れて来ると、歩幅が広がり、筋肉も使うので足が細くなる。

⑤精神的に良い結果と自然との対話

歩く事で精神が安定し、自然の景色や鳥の声、草木やお花等々に愛着と感性が生じ、高まった。

Ⅶ、めざす目標値

・体脂肪　男性―14～23
　　　　　女性―17～27

・ＢＭＩ（ボディ・マス・インデックス）＝体重（kg）÷身長（m）÷身長
　　　　　男性―18・5～27・7
　　　　　女性―16・8～26・1

Ⅷ、各種検査項目と基準値と範囲

・次ページ（資料1）参照

　ちなみに私は、2ケ月に1回近くの総合病院に尿と血液検査をしており、正常値の範囲に留まっています。

（資料１）

各検査項目の基準値、範囲

項目　名称	基準値	要注意	異　常
血圧 （mmHg）	84 ～ 130	85 ～ 159	100～160 以上
AST（GOT） （U/L）	30 以下	31 ～ 50	51 以上
ALT（GPT） （U/L）	〃	〃	〃
γ -GTP （U/L）	50 以下	51 ～ 100	101 以上
総コレステロール （mg/dl）	140 ～ 199	200 ～ 259	260 以上
HDL コレステロール （善玉）	40 ～ 119	30 ～ 39	29 以下 120 以上
LDL コレステロール （悪玉）	60 ～ 119	120 ～ 179	59 以下 180 以上
中性脂肪 （TG）	30 ～ 149	150 ～ 399	29 以下 400 以上
尿酸（UA）	2・1 ～ 7・0	7・1 ～ 8・9	2 以下 9 以上

過去、現在、未来

一、過去

私が勤めていた会社は、種々な製品開発の仕事をさせてくれました。それも第一の務めは「消費者第一、消費者本位」です。消費者のために仕事を通じて出来ることが大切で、「人間の道」「人間尊重」を、教えて呉れました。１９９7年の55歳の時、36年勤めた会社を退社し、翌年念願の「ザイツ開発販売研究所」を設立しました。

主なる業務は、４社と顧問契約し、同時に横浜市産業振興機構のベンチャーマネジャーに就任し、製品開発した物を市場導入することを手伝った。これを3年間勤めた後、九州の大分県日出町に終の棲家を作り、本年で20年経過した。

二、現在

今は53ページに示す様な季節毎の時間と気候を勘案し、毎日の運動とウオーキングを行い、ウオーキング協会の定例ウオーク（2回／月）に参加してます。

三、未来

行く末の事は、解かりませんが、今年も遺言書を書き直し、清書して、管轄の法務局に預け、近じか断捨離も行う予定です。出来るだけ身辺をシンプルにしたいものです。

私の春夏秋冬

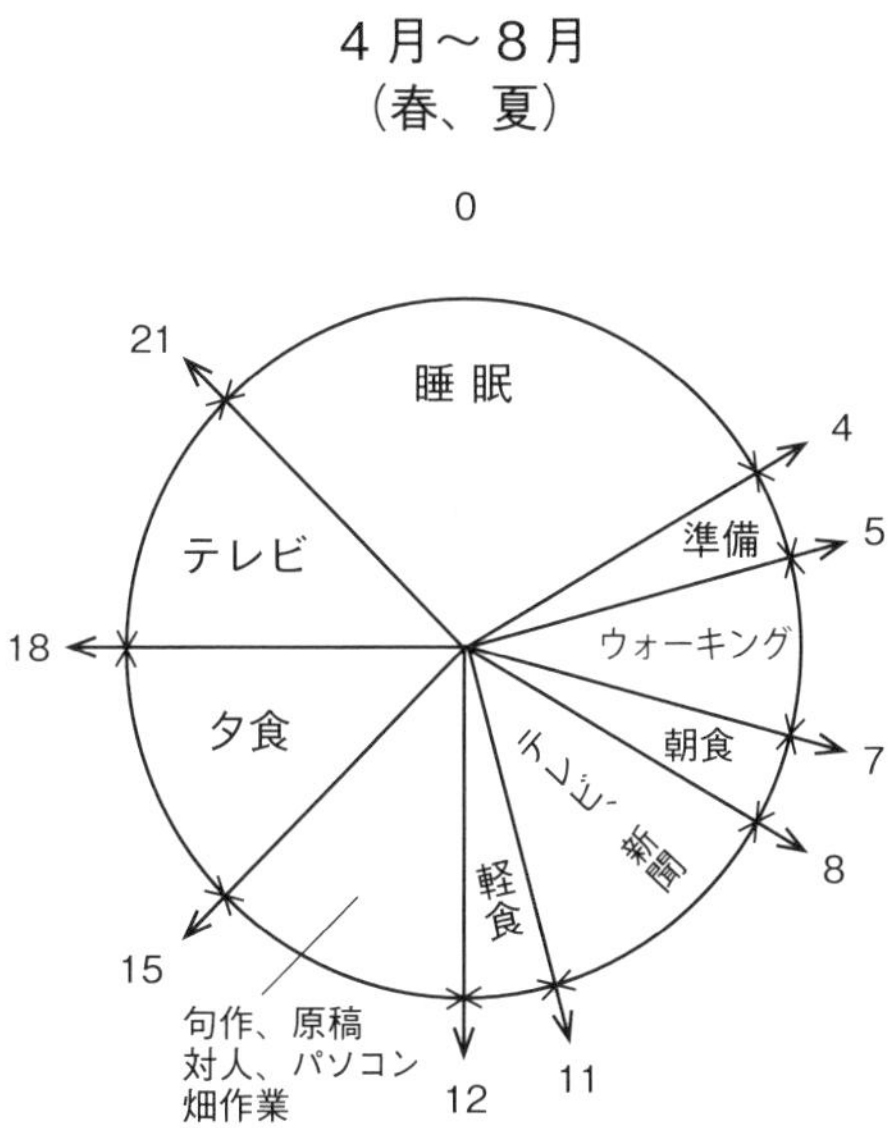
4月～8月
（春、夏）
0
21
睡眠
4
準備
5
テレビ
18
ウォーキング
朝食
7
夕食
テレビ
新聞
8
軽食
15
句作、原稿
対人、パソコン
畑作業
12
11

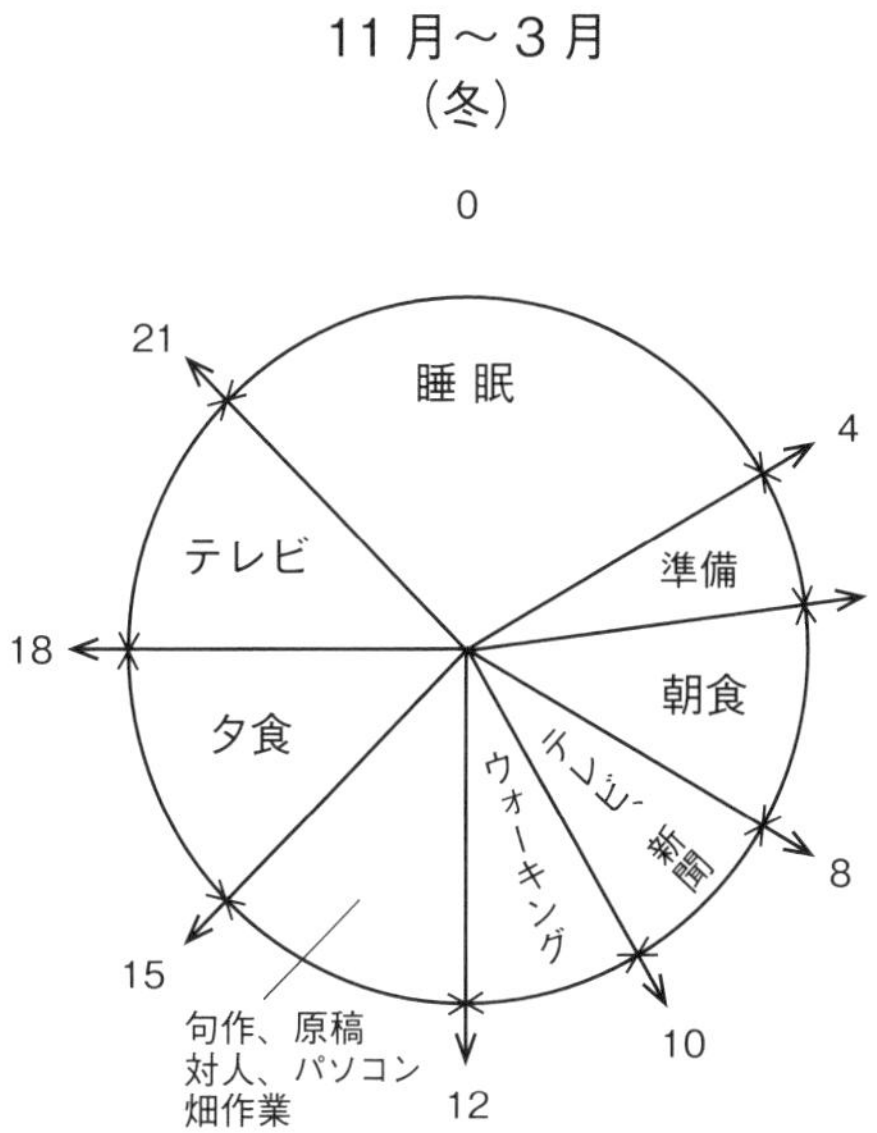
11月～3月
（冬）
0
21
睡眠
4
テレビ
準備
18
朝食
夕食
ウォーキング
テレビ
新聞
8
15
句作、原稿
対人、パソコン
畑作業
12
10

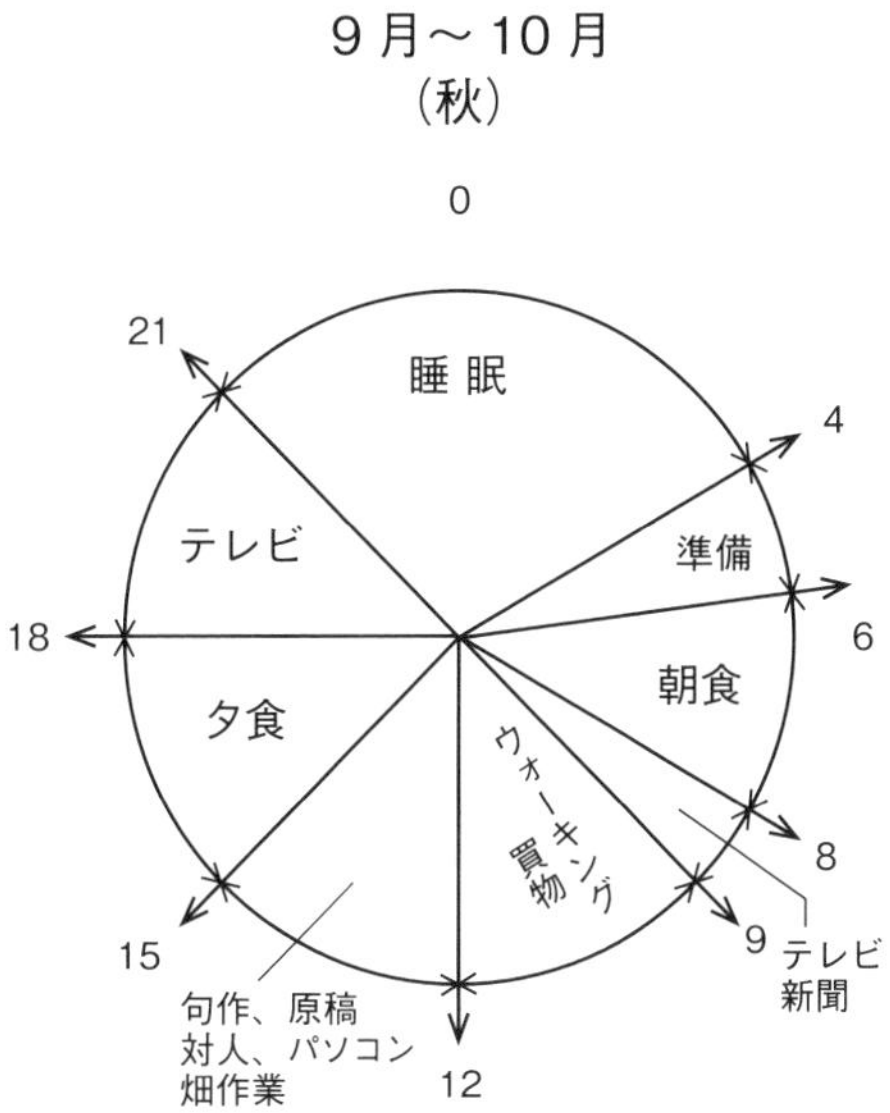
9月～10月
（秋）
0
21
睡眠
4
テレビ
準備
18
6
朝食
夕食
ウォーキング
買物
8
15
9
テレビ
新聞
句作、原稿
対人、パソコン
畑作業
12

まとめ

私の養生訓を纏めると

一、朝、目覚めると直ぐにベッドの上で、リンパ腺体操をする。ベッドの端に座り、肩回し、深呼吸を行う。
二、髭剃り、洗顔後、化粧水（29ページ作り方参照）を塗る。
三、ヘルスマットで足踏み、スクワット、前後の反りをする。
四、朝食の調理が済んだ時に、健康酢を大匙2杯飲んだ後、ぬるま湯で喉を流す。健康酢は、（玄米酢720㎖に新玉ねぎ1個のざく切りとニンニク5個を刻んだものと純粋蜂蜜20㎖を入れ、一晩寝かせた飲料）
五、朝食は、プレートにウインナー、焼き魚、ハム、サラダ、パン1個、ご飯ひと盛、みそ汁、漬物等々。
六、新聞読み（大分合同、読売、二紙）熟読。
七、ベランダでラジオ体操
八、ウォームアップ・ストレッチをし、家の近辺、海岸遊歩道、町内自然環境道等、その日の

気分で選択。5～6㎞。（季節の変化で、ウオーキング時を変える）
九、昼食は軽食（菓子パンかおむすび1個とコーヒーかスープ1杯）
十、夕食は15時頃から18時頃迄
6品か7品造り、刺身は毎回添える。冬は鍋物、夏は鉄板焼き、冷たいものやサラダ多し。

ビール1缶（プリン体、糖質、人工甘味、着色料の0のものと春夏秋は、米焼酎（プリン体、糖質、人工甘味料0のもの）をグラスに三分の1入れ長命茶（46ページ作り方参照）で割ったものを1杯。冬は純米や純米吟醸の肌燗を1、2合。
十一、テレビ鑑賞か読書
テレビは、スポーツ観賞やドキュメント多し。
十二、21時頃、就寝
7～8時間は眠る。

・ちなみに食材の買出しは、夫婦2人で、スーパーや専門店を食材を求めて2、3軒回る。朝夕食は私が造り、掃除、洗濯は家内が担当し、夫婦共生を採っている。

ウオーキングの六徳

一、健康（元気）と出会う
二、自然と出会う
三、仲間と出会う
四、自分と出会う
五、記念（記憶―レコーディング）出会う
六、食の楽しさと出会う

ウオーキング賛歌

・写真参照

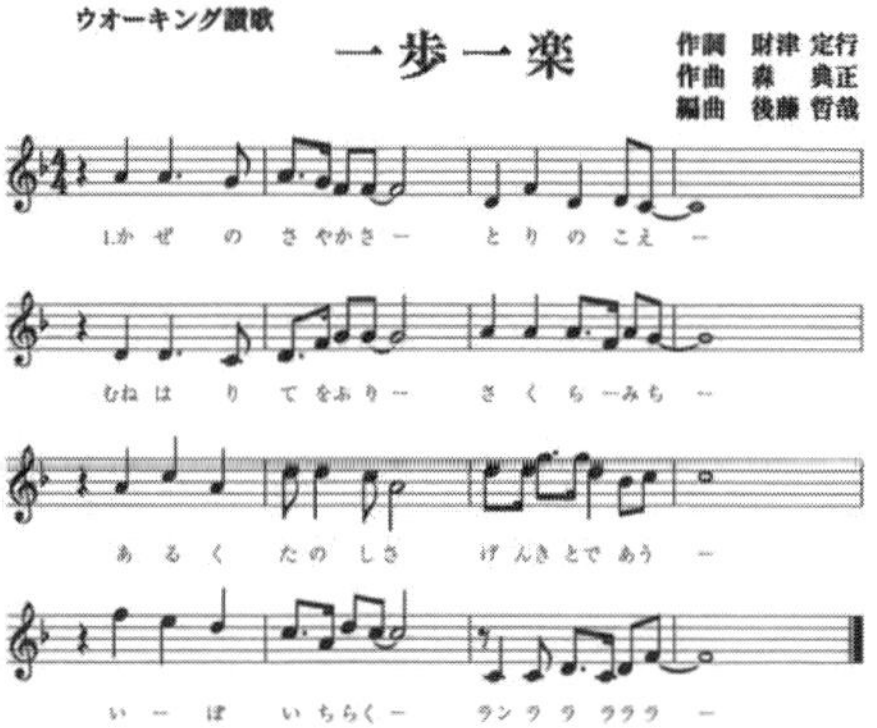

ウオーキング讃歌
一歩一楽
作詞　財津 定行
作曲　森　典正
編曲　後藤 哲哉
1.かぜ の さやかさー とりのこえー
むねはりてをふりー さくらーみちー
あるく たのしさ げんきとであうー
いーぽいちらくー ランララ ラララー

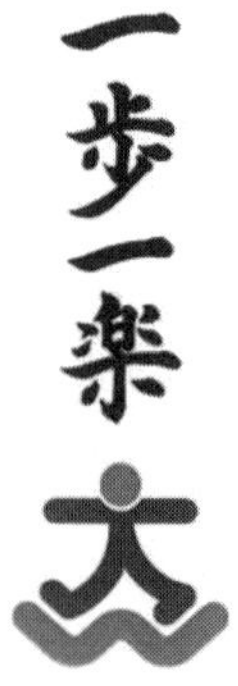

一歩一楽

一　風のさやかさ　鳥の声
胸張り手を振り　さくら道
歩く楽しさ　元気と出会う
一歩一楽　ランラララララ

二　雲湧きせせらぎ　蝉しぐれ
野みち里みち　海辺みち
歩く楽しさ　自然と出会う
一歩一楽　ランラララララ

三　錦織りなす　紅葉谷
話がはずむ　峠みち
歩く楽しさ　仲間と出会う
一歩一楽　ランラララララ

四　北風清く　頬を染め
今が大切　霜のみち
歩く楽しさ　心と出会う
一歩一楽　ランラララララ

正しいウオーキングの方法

・ウォームアップ・ストレッチをしっかりやる
・姿勢は両手を両耳に沿って上げ、ストーンと下ろした状態
・目は前方30～50ｍを視る
・踵から足（靴）を出す
・両手は握り、脇を締め、交互に出すが、胸より高く上げるとムクまない
・やや強く、やや速くを意識して足、腰を出す
・ウオーキングの途中、体が温まったら、4～5㎞／時から、足のスピードを6～7㎞／時まで、10～20分間きつくすると、ウオーキング効果が向上する
・4～5㎞／時、1時間～1・5時間のウオーキングも効果有り
・ウオーキングした後、クールダウンストレッチをやることを奨励する
・クールダウン・ストレッチ
膝回し、膝の屈伸、足首回し、肩回し、深呼吸

◎参考文献／日本ウオーキング協会指導者マニュアル（35頁～49頁）

あとがき

今迄縷々と記述してきましたが、最初は夫婦で知っていて実践しておれば良い事だ、と考えていたのですが、「待てよ、こんなに健康維持に効果ある事を私達夫婦だけで所有するのはもったいないのではなかろうか?」と、思い当たり、書き出した次第です。

悲しいかな人生は、「百年経てば塵芥」。この短い人生を楽しく生きていくためには、「健康」でなければなりません。そして健康は、自分自身で作るしかありません。

健康で、有意義な人生を歩みたいものです。

日本人は古来より、「自然に神が宿る」と、教えられ、私の明治生まれの祖母は朝な夕なに、山と太陽を拝んでいました。しかし、人間は愚か者です。好き勝手な事をやって来て挙句の果てに、地球温暖化や放射能汚染、ウィルスの蔓延する世にして仕舞い、未だに戦争も絶えません。好き勝手な人間どもに天罰を加え給うたと、思えるのです。

古来の自然崇拝に戻り、古来の神に心から謝り、人間らしい生活に戻ることです。人間同士仲良く、慎ましやかに、健康で生きる事です。

未だ絶滅してないこの美しい地球を、蘇らせ、美しい地球を取り戻す事を、次世代の若人に「頼む」と、襷を渡したい。

これからの人々に、素晴らしい未来がある事を祈りつつ、あとがきと致します。

著者紹介

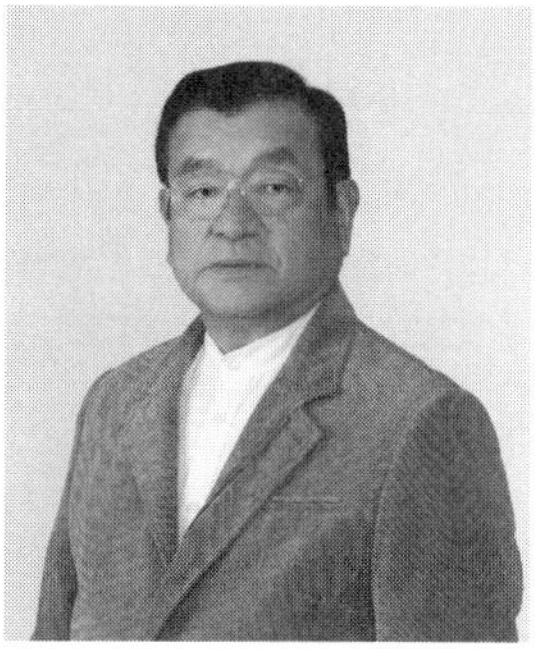

略歴：

・1941年　大分県中津市山国町に生まれる
・1961年　出光興産(株)に入社、石油化学部門の製品開発に携わる
・1997年　退社し、「ザイツ開発販売研究所」を設立
・2001年　大分県日出町の終の棲家に移住
・2002年　大分県ウオーキング協会、別府・湯布院ウオーキング協会設立
・2009年　日出町ウオーキング協会設立

著書：

・「プラスチック用語辞典」光友会
・句集「しのぶ道」三和出版
・「お遍路は大師さまと３人旅」リヨン社・二見書房
・「嗚呼！瀧廉太郎」日本文学館

保有資格：

・元日本ウオーキング協会、主席指導員
・健康・生きがい開発財団、健生アドバイザー
・日本レクリエーション協会、余暇生活開発士　その他種々

老人よ、さらば！　若さを保つ秘訣、若さ保持への道しるべ

2021年10月14日　第1刷発行

著　者　財津定行

発行人　大杉　剛
発行所　株式会社 風詠社
〒553-0001 大阪市福島区海老江5-2-2
大拓ビル5-7階
TEL 06（6136）8657　https://fueisha.com/
発売元　株式会社 星雲社
（共同出版社・流通責任出版社）
〒112-0005 東京都文京区水道1-3-30
TEL 03（3868）3275
装幀　2DAY
印刷・製本　シナノ印刷株式会社

ISBN978-4-434-29648-2 C0077